失能老人护养丛书

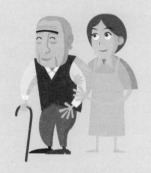

PRACTICAL HANDBOOK ON
SENIOR CARE

实用老年护理操作

图文并茂，简单易懂的护理手册

海南省普亲老龄产业发展研究院　编

中国社会出版社

国家一级出版社·全国百佳图书出版单位

图书在版编目（CIP）数据

实用老年护理操作手册/海南省普亲老龄产业发展研究院编.—北京：中国社会出版社，2014.4

ISBN 978-7-5087-4697-5

Ⅰ.①实… Ⅱ.①海… Ⅲ.①老年医学—护理学—手册 Ⅳ.①R473-62

中国版本图书馆CIP数据核字（2014）第059635号

丛　书　名：失能老人护养丛书
编　　　者：海南省普亲老龄产业发展研究院
书　　　名：实用老年护理操作手册

出　版　人：浦善新　　　　　策　划　人：唐文湘　李百元
终　审　人：李威海　　　　　策划编辑：谢田芳
责任编辑：毛健生　　　　　责任校对：张爱华　宋亦工

出版发行：中国社会出版社　　　　　邮政编码：100032
通联方法：北京市西城区二龙路甲33号
电　　话：编辑部：（010）58124837
　　　　　邮购部：（010）58124845
　　　　　销售部：（010）58124848
　　　　　传　真：（010）58124856
网　　址：www.shcbs.com.cn

经　　销：各地新华书店

印刷装订：保定华泰印刷有限公司
开　　本：145mm×210mm　　1／32
印　　张：6.875
字　　数：135千字
版　　次：2014年11月第1版
印　　次：2014年11月第1次印刷
定　　价：28.00元

前　言

　　老年人护理工作表面看似简单，实际操作中却有很多需要注意的东西。日常护理操作中，很多情况下护理工作人员不知道规范的操作步骤，对一些紧急情况又该如何处理也缺乏必要的手段。此时如果手边有这样一本说明书，它包含了护理工作的必要知识和技术，而且携带方便，不论什么时候遇到问题，都可以翻阅，必将为专业护理人员和病患者家属提供极大的方便。

　　虽说这是袖珍型读物，但也广泛涉及了护理工作所需要的相关知识，不仅包含了技术评估、护理技术，还包括了高龄老人多发疾病的症状、药物、应急处理方法等多方面的内容。

　　最后要说的是，"团队关怀"是护理工作的基础。所以，护理工作人员不仅要充分活用本书，还需要与其他工作人员协同合作，只有这样，才能为病患者提供更优良的护理服务。

MULU

目 录

MULU

MULU

第1章 护理的基础

护理的定义

● 尊重患者的想法，再给予他们生活上的帮助。

● 基于患者一直以来的生活习惯、性格等，在调整生活环境的同时，一边关注他们的三餐、更衣、排泄、洗澡等动作（生活护理），一边帮助他们在生活上自立。

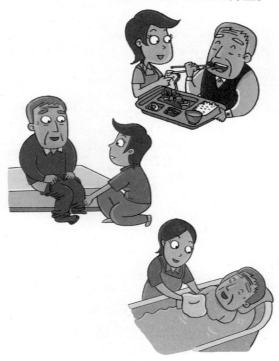

护理的理念

- 护理的理念，是保护患者及其家人有尊严地生活，并且给予帮助。

- 护理的基本目标，是为了让患者尽可能实现独自一人在长期住惯了的房子里很好地生活。护理人员为了让患者能过上自立的生活而给予他们帮助。

尊重患者本人的意见，看清楚什么是他们能够做到的、什么是他们做不到的，帮助他们去完成他们想做的事情。

要把目光面向生活的全部，寻求对患者来说最好的护理方法。

帮助他们改善与周围人群的人际关系，让他们感受到生活的乐趣。

善于观察，争取尽早发现患者疾病的征兆与身心的异常等反常状况。

确保患者的安全，对于环境调整与感染预防方面的工作要一丝不苟地进行。

与医生、护士、护理管理人员等一同合作，给予患者及其家人帮助。

护理的过程

- 护理过程，是指护理员一方面要与被护理人及其家属沟通，达成一致；另一方面要以被护理人的自我实现为目的，帮助他们解决生活上的问题，给予帮助的过程。

评价
检查已实施的护理计划是否有了适当的效果。（监测）

信息收集
正确并具体地对被护理人的整体状态进行捕捉，并收集信息。

评定
把握被护理人的需求和疑问。

实践
基于护理要求，向被护理人提供护理计划中规定的服务。

制订计划
基于护理制度制订的服务企划。（护理计划）。

● 务必按照上述循环周期完成。

护理会议
是为了制订更加完善的护理计划而进行的会议。除了护理员、被护理人及其家属、护理负责人等，与护理过程相关的其他人员，都要进行信息的共享。

风险管理
指危机（意外）管理。以满足被护理人的要求为目的，预测危险并商讨预防方案，以防发生事故。

护理的记录

● 为了让护理工作的相关人员共同享有信息，推进护理工作进一步发展而做的记录。

● 由于护理记录的存在，即使护理负责人更换，护理工作还是可以一如既往地继续下去，通过回顾以往的护理记录，还有利于今后的护理工作更好地进行。

要点

- 护理员一定要时常注意，自己有没有按照护理计划中规定的服务条例和"法律条例"，在可行范围内向被护理人提供服务，并及时做护理记录。
- 细致观察被护理人的日常活动和对话，记录下重要的信息，以便更进一步了解他们。
- 正确区分事实情况与自己的判断、情感。
- 记录时间、地点、人物、事件、原因和方法。
- 记录被护理人的讲话时，不要只记录大概内容，而应该没有保留地将其原话记录下来，这样更加容易传达和理解。
- 做记录时，由于会记下被护理人的隐私及其家庭方面的内容，所以护理员在记录时，应基于"个人信息保护"原则，小心谨慎地记录并保管好。

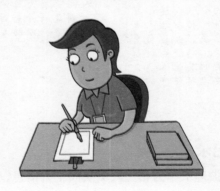

第2章 测评

生命体征一：体温

- 指身体的温度。
- 在腋下、外耳道、舌下、直肠中测定。
- 如果有炎症的话（体温）会上升；如果血液循环有问题的话（体温）会下降，所以，可以根据体温的变化来把握身体异常的征兆。

在腋窝、外耳道中的体温测量步骤

腋窝

1. 将腋窝（腋下）的汗渍擦拭干净。

2. 在测试前5分钟，将手臂与身体紧密贴合，防止腋窝温度过低。

3. 将体温计与前方成45°角插入腋下。

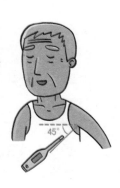

要点

插入位置为腋窝的最深处（在中央略前方）。

外耳道

1. 测量时，尽可能选取坐着的姿势。

2. 将耳垂轻轻向后上方拉起，使得外耳道呈现笔直状态，而后插入体温计。

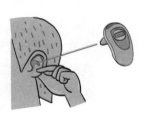

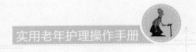
要点

由于在外耳道中测量体温只需要较短时间即可，所以比较适合在测量过程中难以保持同一姿势的患者。

从数据和症状中能获得哪些信息

老年人的体温趋势·一般，正常体温为36℃的情况较多，老年人的体温较成年人和幼儿偏低（成年人为36.5～37℃、幼儿为37℃左右、老年人为36℃以下）。另外，老年人的体温趋势为早上较低，到傍晚逐渐增高。

发烧、低烧、高烧的标准·通常情况下，37.0～37.5℃为低烧；37.5℃以上为发烧；38.5℃以上为高烧。一旦出现35℃以下的低体温与42℃以上的中暑现象，就会有生命危险。

正常体温也要注意！

老年人正常体温为35℃左右，有时候36.5℃也会引起发烧，所以不要大意。

因发烧引起的疾病

中暑、肠胃炎、肺炎、尿路感染、肿瘤性疾病、自身免疫疾病，等等。

注意点

- 护理人员要通过水银体温计、电子体温计等工具，在患者腋窝以及外耳道中确认患者的体温。
- 在测量体温前，要向患者详细说明测量步骤，并取得患者的理解。
- 通常在进餐、洗澡、运动后体温会容易上升，要避免在这些时候测量体温。
- 在机构中，如果需要用一支体温计给多个患者测量体温的话，应该在一个患者使用后，立即用消毒棉对体温计擦拭消毒，做好预防感染工作。

护理的提高

> 尽可能在一天里某一固定的时间，在身体相同的部位对患者进行体温测量，通过这样的方式，在日常生活中把握患者的真实体温状况。

生命体征二：血压

- 血液对大动脉的血管壁形成挤压力。
- 心脏通过收缩，将血液送出时的压力为收缩期最高血压，血液回拢向扩张的心脏回流时的压力为扩张期最低血压。

自动血压测定器的使用步骤

坐着的时候

1. 请患者就座，并确认其是否达到平稳镇定的状态。

2. 卷起衣袖，不要勒得过紧，将袖口向上臂翻卷。卷起部分保持在与心脏相同的高度位置。

要点

测量前5分钟，要保持安静。

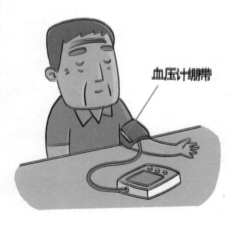

血压计绷带

测量的过程中不要摆动手臂，使手臂处于稳固不动的状态。

侧卧的时候

1. 如果出现身体或肌肉麻痹的状况，请患者将健侧的手臂伸出（如果健侧的手臂难以伸出，在脚踝处测量也可）。

2. 将患侧手臂放在上方，健侧手臂置于下方，让患者保持一个自然的姿势。

要点

如果是非坐姿测定的话，也要将这种测量状态记录下来，以备参考。

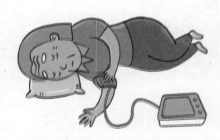

从数据和症状中能获得哪些信息

老年人的血压趋势 · 血压在一天中都有变化。老年人一般血压偏高。

血压的判断标准 · 正常血压为130/85（收缩期血压/扩张期血压）mmHg以下；高血压为140/90mmHg以上。

血压值偏高 · 也许是高血压、心绞痛、动脉血管硬化、肾功能障碍、肾功能衰竭、糖尿病等病症导致。血压高可能会导致头晕、头痛、呕吐、意识不清、痉挛等状况。

血压值偏低 · 也许是内分泌疾病等病症导致。血压低有时会出现头晕头痛、全身疲惫、便秘、心悸、失眠等症状。另外，长时间久站和药物副作用等也会引起血压急剧下降。

注意点

- 测量时在心脏、上臂位置，血压计的高度尽量保持在水平状态。
- 护理员不能用水银血压计为被护理人测量血压。
- 测量前先向患者详细说明步骤，并取得患者本人理解。
- 进餐、洗澡、运动后血压容易上升，应避免在这些时间段内测量。

护理的提高

尽可能在一天里某一固定的时间，在身体相同的部位对患者进行血压测量，以便在日常生活中准确把握患者的血压状况。

生命体征三：脉搏

- 脉搏是指由大动脉输送的从心脏出发的血液冲击使动脉壁扩张从而产生的动脉搏动。
- 通过手指轻触动脉处一分钟所得的脉搏跳动数和节奏，可以大致了解心脏的状态。

桡骨动脉、总颈动脉处的测量步骤
桡骨动脉处

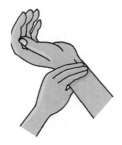

1. 将食指、中指、无名指轻轻搭在另一只手的手腕内侧动脉处（拇指侧），测量一分钟内的脉搏数。

2. 与此同时，注意确认脉搏的节奏和强

弱力度。

总颈动脉处

1．将食指、中指、无名指轻轻搭在脖颈中心部分（少许偏外侧）的动脉处。测量一分钟内的脉搏数。由于总颈动脉在脖子左右两边都有，务必确定一边位置再进行测量。

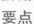

2．与此同时，注意确认脉搏的节奏和强弱力度。

要点

在休克状态测量脉搏时用得较多。

从数值和症状中能获得哪些信息

老年人的脉搏趋势·正常的脉搏数为50～80次/分钟，在此基础上有所增加的话，会给心脏带来负担。但是，随着年龄的增长，脉搏的跳动频率会变小变弱。另外，期外收缩（比本来的周期收缩得更快）的情况也十分多见。

60次/分钟以下的情况·称为"徐脉"，发生原因可能为低体温、副交感神经的短暂性紧张、药物的副作用等。40次/分钟以下的话，将会失去意识。

100次/分钟以上的情况·称为"频脉"，除了发烧、脱水症、重度贫血等原因，甲状腺功能亢进、慢性肺病、心力衰竭等也会引起"频脉"。

同时要确认心脏的状态·要确认患者是否有心悸、心刺痛（胸痛）、胸闷等状况。

注意点

● 测量前，要向患者详细说明测量步骤，并取得患者的理解。

- 通常在进餐、洗澡、运动后脉搏频率容易上升，要避免在这些时候进行脉搏测量。
- 血压下降的话，会很难通过触摸感受到脉搏的跳动，所以尽量一起测量脉搏和血压。
- 为了避免患者紧张，测量人员可先温暖自己的手，使患者放松后再进行测量工作。

护理的提高

> 尽可能在一天里某一固定的时间，对患者身体相同的部位进行测量，通过这样的形式，在日常生活中把握患者的脉搏状况。

生命体征四：呼吸

- 呼吸是指生物为了生存吸入氧气，排出因此产生的二氧化碳的活动过程。
- 可以从呼吸的次数和状态，了解肺部疾病、心脏疾病、血液疾病、内分泌失调、精神疾病等身心的异常状况。

观察呼吸的步骤

1. 让患者在放松的姿势下做1～2次深呼吸。

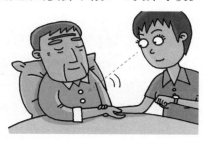

2．让患者像平常一样正常呼吸，测量人员计算在一分钟内患者心窝起伏了多少次。

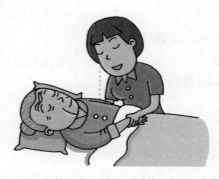

3．躺卧姿势下也如上进行。注意确认患者呼吸的节奏及强弱、呼吸深浅、呼吸时可听见的声音，以及呼吸的方法（口呼吸、鼻呼吸、肩呼吸、腭呼吸）。

从数值和症状中能获得哪些信息

老年人的呼吸趋势·通常，一分钟的呼吸次数为15次，20次以上的情况称为"频呼吸"；10次以下的情况称为"徐呼吸"。随着年龄的增长，呼吸呈现慢、浅的趋势。肺部空气残余较多的话，常会出现气喘现象。

容易气喘·在肺水肿、肺血栓栓塞症、慢性阻塞性肺病（COPD）甚至咳嗽、吐痰的状况下，要确认是否是急性重症肺炎等。

喘鸣状况·在狭小的支气管里有痰，呼吸时发出"咻………咻……"的如同口琴般的声音，即使没有听诊器也能听见，这时候要确认是不是重度哮喘或者心力衰竭。

呼吸困难及干咳状况·如果有咳不出痰的干咳，轻微的运动也导致气喘，就算是睡觉时也觉得呼吸困难，这时候就要考虑是不是组织性肺炎，这种情况在吸烟者中较多。

注意点

- 由于呼吸随着本人的意识会有所改变，为了不让患者过分在意测定的过程，呼吸的测定可以在脉搏的测定完成之后就持续进行。

- 通常在进餐、洗澡、运动后呼吸频率容易上升，要避免在这些时候进行呼吸测量。

护理的提高

> 尽可能在一天里某一固定的时间段里对患者进行测量，通过这样的形式，能够较好地掌握患者日常的呼吸状况。

感觉器官一：眼、鼻、舌、耳

- 眼、鼻、舌、耳是视觉、嗅觉、味觉、听觉的感知器官。口腔分类在消化器官中。

眼睛的检查要点

□戴眼镜或隐形眼镜时，有不适感吗？

□通过眼镜和隐形眼镜矫正后的视力如何？

□眼睛的周围以及眼球、眼睑、眼睫毛等部位有疼痛感或不适感、强烈的疲劳感吗？

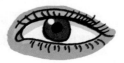

□会有眼部充血、眼屎、流泪、麦粒肿（针眼）、畏光（感到刺眼）、飞蚊症（视线里出现蚊子似的黑影）、色盲等情况出现吗？

□会有视线模糊、视线狭隘、视线缺损、复视等视野异常的情况吗？

□有难以看清的东西吗？

鼻子的检查要点

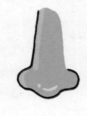

□是用鼻腔呼吸的吗？

□能够自己擤鼻涕吗？

□能够感知气味吗？

□鼻腔中有脓肿、伤口、出血、炎症等异常现象吗？

□有喷嚏、鼻涕、鼻塞等症状吗？

口腔的检查要点

□口腔能张开到多大程度？

□有过不能像往常一样发声、说话的异常现象吗？

□舌头和唇部有肿胀或变色的情况吗？

□口腔内有疼痛、出血、口臭、唾液分泌异常、口腔炎、牙周炎、舌苔等现象吗？

□牙齿的排列情况、啮合情况、龋齿（蛀牙）、缺损齿、牙齿松动、义齿（假牙）的状况如何？

□自己能做到多少口腔护理？

耳朵的检查要点

□使用助听器的话能够听到多大程度的声音？

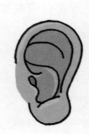

□有对助听器的不适感吗？

□自己多久（如何）对自己的耳朵进行一次清理呢？

□耳廓处有脓肿、伤口、出血等异常状况吗？

□会出现噪音和耳鸣现象吗？

□有耳垢栓塞症吗？

护理的提高

> 感觉器官一旦衰弱的话，会导致患者的食欲以及生活意欲等生活质量（QOL）的全面低下，因此要注意观察患者，如果发现变化的话，应及时向护理负责人和主治医生等报告，通过护理会议的商讨来提高患者的生活质量。

感觉器官二：指甲、皮肤

● 指甲、皮肤是触觉的感知器官。也承担着生命体的屏障机能。

指甲的检查要点

□手指甲健康生长吗？

□手指甲有变色、缺损、伤口、裂缝、凹凸、变形、翻卷、白癣、脓肿等异常状况出现吗？

□能够自己剪指甲吗？

皮肤的检查要点

脸部·头部

□皮肤有亮白、湿润、适度的光泽吗？

□肤色有异常的偏红、发青、惨白、偏黄吗？

□脸部、头皮、头发脏了的话，会发痒并有异味吗？

□脸部表面会出现浮肿、伤口、干燥、出汗、

15

出血、发热等异常情况吗？

　　□会不会表情黯淡或者面无表情？

　　□眼睑和嘴角向下，嘴巴不闭合时，面部会麻痹抽筋或者扭曲吗？

　　□对于头部和耳后部等眼睛难以看到的地方做好清洁工作了吗？

　　身体

　　□皮肤有亮白、湿润、适度的光泽吗？

　　□肤色有异常的偏红、发青、惨白、偏黄吗？

　　□身体脏了的话，会发痒并有异味吗？

　　□身体表面会出现极度的干燥、浮肿、伤口、脓肿等情况吗？

　　□有褥疮、白癣等皮肤病或感染吗？

　　□对于腋窝及膝盖的后部、阴部等眼睛难以看到的地方做好清洁工作了吗？

　　□会发烧或出汗吗？

　　□内衣及外套是否合身，有没有定期更换清洁的衣物？

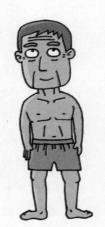

护理的提高

　　有些患者由于身体的反应能力衰弱，难以意识到身体的不适，对于这种情况要多加观察和注意。

　　身体上的疾病也会对患者精神上产生影响，所以，如果有时候患者看起来精神状态异于常人，也不能立即把他们判定为精神病患，应该与主治医生及护士进行商量讨论。

动作

- 走路、站立、就座等动作是生命活动中十分重要的部分，并与尊严息息相关。
- 认真观察患者的动作并把握其状态，有利于更恰当地对患者的步行、移动、进餐、排泄、洗澡等方面进行护理。

步行的检查要点

□能够步行多远？多久？

（不需要帮助·需要一些帮助·需要全部帮助）

□步行时会出现摇晃、绊倒、摔跤、身体左右摇摆、倾斜、蹑手蹑脚、抽筋、抽搐、肌肉麻痹等状况吗？如果有的话，是怎样的情况，发生了多少次呢？

□将脚和膝盖弯曲的话，会疼痛、麻痹、浮肿吗？

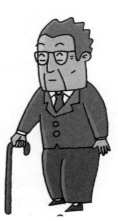

□鞋子有没有选择有后跟的，合脚不易打滑的，并且便于穿脱的？

□衣裤的下摆是否过长？

□多大程度上依赖拐杖等步行辅助工具？

□正在使用的拐杖等步行辅助工具是否合适？

□和以前相比，步行相同的距离是否更费时间了？

□和以前相比，步行路程是否变短？

站立的检查要点

□自己可以独立站立多久？

（不需要帮助、需要一些帮助、需要全部帮助）

□站立时会出现摇晃、绊倒、摔跤、身体左右摇摆、倾斜、抽筋、抽搐等状况吗？如果有的话，是怎样的情况？发生了多少次呢？

　　□将脚和膝盖弯曲的话，会疼痛、麻痹、浮肿吗？

　　□站立时多大程度上依赖拐杖等步行辅助工具？

　　□正在使用的拐杖等步行辅助工具是否合适？

　　□与以前相比，能够持续站立的时间是否变短？

就座的检查要点

　　□自己可以独自坐多久？

　　（不需要帮助、需要一些帮助、需要全部帮助）

　　□就座时会出现摇晃、摔倒、身体左右摇摆、倾斜、抽筋、抽搐等状况吗？

　　如果有的话，是怎样的情况？发生了多少次呢？

　　□将脚和膝盖弯曲的话，会疼痛、麻痹、浮肿吗？

　　□脚底能很好地着地吗？

　　□就座时多大程度上依赖拐杖等步行辅助工具？

　　□正在使用的拐杖等步行辅助工具是否合适？

　　□与以前相比，能够持续坐的时间是否变短？

护理的提高

> 应注意观察并分析怎样才能让患者轻松步行、站立、就座，并思考尽可能激发患者能力和力量的方法。

排泄

- 排泄不仅仅是为了维持生命，也是保持人的尊严的重要行为。
- 帮助患者尽可能自己进行排泄，这有利于激发患者的生活欲望并提高患者的生活质量（QOL）。

排泄的检查要点

排尿

□排尿次数、数量、颜色、气味、时间段如何？

□排尿时会感到疼或痒吗？

□是否尿失禁？是的话，次数、数量、时间段等情况如何？

□是否会在夜间醒来然后去排尿？如果是的话，次数、时间段是多少？

□排尿量是否有变化？

□使用尿布的情况下还会漏尿吗？在什么部位？

排便

□排便次数、数量、颜色、气味、时间段如何？

□排便时会感到疼或痒吗？会有血便现象吗？

□是否大便失禁？是的话，次数、数量、时间段等情况如何？

□是否会在夜间醒来然后去排便？如果是的话，次数、时间段是多少？

□排便量是否有变化？

□是否会便秘？

□使用尿布的情况下还会漏吗？在什么部位？

□有没有因为尿布而引发便秘的情况？

从数值和症状中能获得哪些信息

老年人的排便趋势·由于患者咀嚼能力、肠胃蠕动能力、水分摄取量趋于低下，以及各种内服用药的副作用、尿布的使用等因素，导致患者出现便秘、腹部肿胀等症状。

排尿次数增多·白天排尿8次以上，夜间2次以上，称为尿频。原因可能是膀胱炎，或者男性的前列腺肥大症、前列腺炎导致，另外，压力等心理方面的因素也不能忽视。

重度便秘、大便失禁·重度便秘的原因，可能是痔疮、直肠癌、肠梗阻、脑血管障碍等导致的。大便失禁，则有可能是神经障碍、感染性腹泻、失智症等导致的排便意识丧失。

根据排便形态判断健康状况的标准

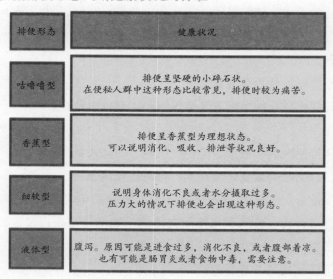

排便形态	健康状况
咕噜噜型	排便呈坚硬的小碎石状。 在便秘人群中这种形态比较常见，排便时较为痛苦。
香蕉型	排便呈香蕉型为理想状态。 可以说明消化、吸收、排泄等状况良好。
细软型	说明身体消化不良或者水分摄取过多。 压力大的情况下排便也会出现这种形态。
液体型	腹泻。原因可能是进食过多，消化不良，或者腹部着凉。 也有可能是肠胃炎或者食物中毒，需要注意。

注意点

● 对照排泄日志，认真考虑并实践能够帮助患者实现自行排便的方法。例如，在进食早餐后，务必让患者排便；在固定的排泄时间段内将患者带到厕所等。

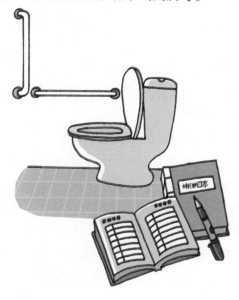

护理的提高

　　如果给患者使用尿布，让他们以侧卧姿势排便的话，由于腹部压力使不上劲，很可能会造成排便残余。因此，应尽可能将患者带到厕所，让他们在坐便器上排便。

　　边记录排泄日志，边对照检查患者日常的排泄状态，边分析其失禁（尿失禁、便失禁）的真正原因。

进食

- 进食不仅仅是为了维持生命，也关系到患者对生活乐趣的感受。
- 把握患者进食的状况，帮助他们尽可能通过口腔进食，能够让患者快乐，并有利于激发其生活的乐趣。

有关进食的检查要点

□进食的时候会有兴奋感吗？

□食欲如何？

□有喜欢的食物吗？

□是不是在口腔潮湿后再进食？

□米饭、小菜、酱汤是否依次逐个不落地食用？

□食量有变化吗？

□对于食物的味道，口感和喜好是否有所变化？

□对于食物的营养、食材、味道有特别偏爱的吗？

□有能让自己愉悦进食的用餐环境吗（餐桌、餐具等）？

□室内的照明状况和周边的噪声状况如何？

□有无难以咀嚼、难以下咽、误食、嘴巴难以张开，难以进食的情况？

□假牙是否牢固？

□有无口腔炎或口腔干燥等现象？

□会拒绝进食（拒食）吗？

□会暴饮暴食或食欲异常吗？

从进食动作中能获得哪些信息

老年人的进食趋势 · 由于患者消化功能和食欲容易低下，体内水分的减少容易导致脱水，因此，应督促患者在进食的过程中多注意摄取水分。

食欲不振的原因·不仅仅是假牙和口腔疾病影响食欲，缺乏运动以及压力等也会对食欲造成影响。有什么烦恼吗？怎么做才能改善呢？对于这些问题，以小组的形式进行讨论。

难以下咽的原因·主要是唾液分泌减少造成的。因此，进食前要先刺激耳下腺、舌下腺、腭下腺等唾液腺，使唾液更为容易地分泌出来。

因碎食引起误咽·碎食会夹在假牙中，对于难以形成食块的人来说就容易引起误咽，应尽量把食物煮得软烂，大小做到一口即食为佳，或者对食物进行勾芡，使之容易食用。

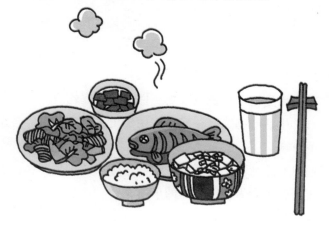

拒食·思考患者拒食的原因：是不是因为食物不合口味？或者环境不合心意？或者不喜欢碎食和搅拌食物？还是因为食欲低下、口腔病痛，或者由于失智症产生的对进食方法和食具的不解？通过小组的形式寻求改善方案并付诸实践。

低营养·所谓低营养，就是指体内的蛋白质含有量呈现逐渐降低的一种状态。老年人比较容易挑食，所以应想办法让他们全面补充蛋、肉、鱼类、乳制品、大豆等。

注意点

● 注意检查饮食是否对身体有害，以及食品、营养品、药物等是否都安全、没有问题。

护理的提高

·低营养和偏食可能会导致肺炎、褥疮，所以，一旦发觉患者可能有营养障碍的话，应及时与护理负责人沟通，让患者在家中接受居家疗养。

·除了偏食、挑食外，酒精等嗜好品也要控制好食用量和次数，这样有利于预防营养障碍。

生活简史

● 是指出生地、成长教育史、性格、家庭构成、家庭关系、日常生活状态、既往病症、用药史、心理状态等各个方面的事项。

● 通过对生活简史的了解，有利于今后的护理工作，也有利于帮助患者做他们想做的事情。

生活简史的检查要点

□出生地，出生年月。

□在怎样的家庭组织和家庭关系中生活？

□性格如何？

□工作如何？有什么兴趣爱好？

□目前的生活状态如何？

□和家人、亲属怎样进行交流？

□有亲密的朋友和知己吗？

□与当地居民（街坊邻居）的交流如何进行？

□有喜欢的食物或者感兴趣的东西吗？

□有讨厌的食物或者不擅长的东西吗？

□至今（包括现在）得过哪些病症？

□至今（包括现在）服用过哪些药物？

□每天服用营养品吗？

□生活中有哪些习惯和癖好？

□家务、进餐、洗澡、排泄等生活上的行动有困难吗？

□每天几点就寝、几点起床？

□晚上睡得好吗？（确认有无服用安眠药）

□有没有担心的事或者不安等压力？

□有没有希望或者想要去实现的事情？

如何应用生活简史信息

特别想记住的内容·只要把握住患者的喜好、习惯、偏执等事情，就能做好贴心的护理工作，与患者的沟通对话也能顺利进行。

影响心理层面的偏执·比如，有的患者一天一定要洗许多次手才能感到满意。通过对患者类似这样的习惯、癖好、偏执的检查分析，有助于了解患者的病状和精神状态。

实现希望·不仅仅要照顾患者的起居，还要帮助他们实现他们希望或者是想要尝试去做的事情。这也是护理人员的职责内容。

排忧解难·设身处地地理解患者的困难，倾听他们的诉求，并和多方合作，帮助患者解决困难，从而让他们安心生活。

把握患者心理状态·有不少的患者，因为承受太多的失落感和不安而诱发了老年期精神病或抑郁症。对此，护理人员应多倾听、多包容，营造一个让患者安心的氛围。

把握患者的病状和用药·评定时，如果对重要的病状和用药信息有所遗漏的话，很可能关乎患者的生命安全，所以，护理人员在与护士、药剂师的沟通和信息共享方面不能松懈。

和家庭人员的关系·当患者与家人意见不一致时，要及时向护理负责人报告，以便协同家庭一起做好患者以后的护理工作。

护理的提高

> 生活简史中的一些信息，有时候连患者家人也不甚了解。所以，护理人员要注意在护理患者的日常生活中捕捉、总结这些信息。

居住环境

- 指住宅的环境和状况。
- 通过居住环境，不仅可以大致了解患者每天的生活状态，还可以对提高护理质量起到关键性的启示作用。
- 把握患者在室内的活动路线，防止跌倒、摔跤等现象的发生。

居住环境的检查要点

玄关·走廊·楼梯

□入口和玄关的边缘横条处是否高低不平？

□有没有装置夜间长明灯？

□有没有在必要的地方安装扶手或是可以代替扶手起到作用的东西？（扶手的高度和粗细、位置等也要进行确认）

□地板是否选择了不易打滑的材质？

□楼梯上有没有粘贴防滑贴？

□楼梯的层次是否明显？

厨房·起居室

□有能让轮椅活动的空间吗？

□家具的位置、线路的安排、日用品的摆放等是否妨碍患者的行动路线？

□是否使用了绒毛过长的地毯和拖鞋？

□床上的物品是否散乱？

□餐桌的桌面高度和材质是否合适？

□家里是否有些地方在拿东西的时候必须做出困难的姿势？

□有没有在柜子的高处堆放东西？

□家具有没有抗震的把手和防滑的设施？

厕所·浴室

□门和拉门等是否便于开关？

□厕所使用的抽水马桶高度是否合适？

□厕所、浴室、洗漱台的下方是否有可以容纳轮椅的空间？

□厕所、浴室的入口是否有高低的台阶？

□浴室里是否有防滑贴、淋浴椅？

□家中各处是否装有扶手？（扶手的高度、粗细、位置等也要进行确认）

□浴缸的深度和高度是否合适？

寝室

□起床时，阳光能透过窗户照进室内吗？

□入睡时，灯光会不会直接刺进眼睛，照明是否过亮？

□床、枕头的高度和硬度是否合适？

□寝具（被褥等）是否采用了吸湿性较强、触感较好的棉材质？

□室内温度是否保持在13～27℃？湿度是否保持在40%～60%？

从居住环境中能获得哪些信息

居住环境的趋势·老年人家庭意外事故中，跌倒、跌落占据多数。原因有的是因为四肢活动不便、有的是因为颜色难以区分，还有的是因为无法注意到高低不同的台阶。

室内环境的整理、整顿·垃圾满溢，无法收拾整理；没用的东西又不忍心丢弃等，基于这些心理方面的因素，在团队内共同讨论，是什么原因导致了患者的状况，并寻求解决方法。

护理的提高

扶手安装时，地点、用途、高度的设定和类型的选择上都会有所差异，因此，应参考物理疗法技师和职业疗法技师的相关意见。

认知功能

● 是指视觉、听觉等感觉信息以及对人际沟通等外部信息的记忆、理解、判断等智力功能。

● 认知功能低下的话，会给日常生活和社会活动带来诸多障碍。

认知功能的检查要点

☐有没有因为忘事而给生活带来妨碍？

☐制订计划、确认决定后续事情的能力低下吗？

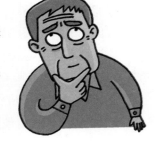

☐有没有什么事情以前能做现在却很难做到了？

☐是否变得对时间、地点、人物难以辨认？

☐在读写方面，有无语言沟通障碍？

☐是否有时候忘记物品储存的场所，以致找不到东西？

☐热情和欲望是否衰减，对工作和社会活动变得难以应对？

☐不安感是否与日俱增？

☐面部表情是否缺乏或者面无表情？

☐有没有因为很小的事情生过气？

☐是否变得难以冷静，时常发脾气（诉诸暴力）？

☐有没有担心的事或者不安等压力？

☐有没有过幻觉、幻听、幻想等现象？

☐希望和想要实现的事情是什么？

认知功能发生变化的话

老年人的特征 · 脱水症、发烧等身体的状态和疾病等也有可能导致认知功能低下。认知功能低下是从何时开始的？身心状况如何？护理人员应将患者的这些情况传达给主治医师和护士。

把握能做与不能做的事·对于以前能做到而现在做不到的事情，不要勉强患者，而应是激发、引导患者设法完成，思考一些对他们生活有帮助的方法，并付诸实践。

如果被诊断为失智症

- 即使患了失智症，患者的情感、尊严、性格等还有所保留，应该怀着理解、接纳他们的心情，慢慢地、小心地和患者进行谈话。

- 在家或者在疗养机构，为了患者情绪的稳定，要避开噪声和喧闹，尽量给他们一个平稳安静又没有安全隐患的环境。

- 有时候，由于患者家人和周围人群对失智症的认识不够，相处方式的不恰当等，会导致患者状况的不稳定，作为护理人员，应好好向患者家属及周围人群普及失智症信息，提高他们对这种病症的理解和认知。

护理的提高

即使因为种种原因导致被护理人的认知功能低下，护理人员也不要轻易断言他们得了失智症或者放弃治疗，应该引导他们接受早期治疗等恰当的护理。

第3章　护理技术

沟通交流

如何与患者接触

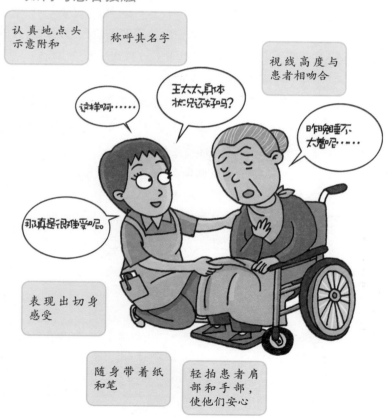

要点

认真打招呼·不管在哪种场合，都务必认真地和患者打招呼。确认意向之后再进行谈话的话，能让患者产生安心感。

视线高度与患者保持一致·为了在谈话时不让患者产生压迫感，一定要将目光保持在与患者一致的高度。

慢条斯理地进行对话·快言快语和大嗓门会给对方带来不快，导致混乱，所以在谈话时，要用让人容易理解的方法慢慢地平静地说。

配合对方的谈话节奏·开始话题后，即使不能马上得到对方的回应，也还是要配合对方的节奏继续下去，直到对方给出反应。

尊重对方并使用敬语·需要护理的多是老年患者，在与他们接触时，要怀着尊重、敬重的情感，不要忘记使用敬语。

称呼（患者的）姓名·即使患有失智症状，患者还是能够记住自己的名字，所以要亲切地称呼他们的名字。

表示出倾听和同感·认真倾听的姿态，以及试图理解对方并产生同感的姿态，能走进失智症患者的内心。

亲切地触摸对方·想要让患者恢复镇定时，可以轻拍他们的肩或手，这样的肢体接触也很有效。但是，也有人不喜欢这种形式，所以要观察后再进行。

护理的提高

通过眼神和表情也能看懂对方的心思，所以在谈话时，一定要看着对方的眼睛。

即使没有打招呼，也不要松懈对被护理人的观察和关怀。

更衣援助一：坐位篇

穿开衫的情况★右侧麻痹的场合

脱衣

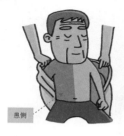

1.
将衣服脱到两侧肩膀处，先将能灵活运动的一侧（健侧）的手臂从袖子中抽出。

患侧

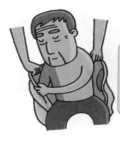

2.
将麻痹一侧（患侧）的手臂从袖子中抽出。

穿衣

1.	2.	3.
先将一只衣袖全部套进患侧手臂，再拎住衣领将衣服披到肩上。	将衣服绕到健侧前部，再将健侧手臂伸进衣袖。	将纽扣扣好，整理背部及下摆部分。

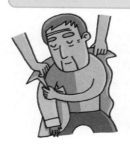 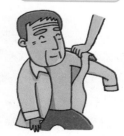

穿套头衫的情况 ★右侧麻痹的场合

脱衣

1. 将上衣挽起直至胸部。	→	2. 拉住袖子和腋下部位，将健侧手臂从袖子中抽出。	→	3. 从健侧部分将头从衣服中伸出，再顺着患侧手臂将衣服脱下。

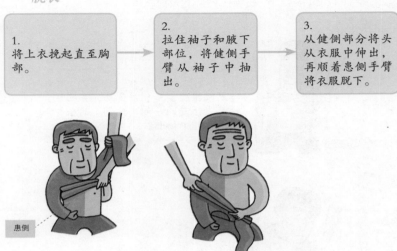

患侧

穿衣

1. 按照患侧→健侧的顺序将衣袖套到手臂上，再将头套进衣服里。	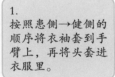	→	2. 整理背部和下摆部分。

护理的提高

　　半侧麻痹的情况下，根据"脱健穿患"（从健侧着手脱衣，从患侧着手穿衣）的基本理念来进行。

　　考虑到手指部位的复健作用，像是扣纽扣之类的动作尽量让患者自己来进行。

　　为了防止褥疮，尽量不要让衣服起皱。

更衣援助二：卧位篇

穿前开襟的睡衣和上衣的情况★右侧麻痹的场合

脱衣

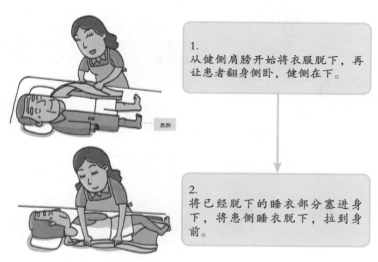

1.
从健侧肩膀开始将衣服脱下，再让患者翻身侧卧，健侧在下。

患侧

2.
将已经脱下的睡衣部分塞进身下，将患侧睡衣脱下，拉到身前。

穿衣

1.
将新睡衣通过患者上方手臂（患侧），将睡衣与背部中心匹配好后，将衣服的下方塞进身体下面。

2.
让患者平躺，从身下将睡衣拉出，将健侧手肘弯曲套进衣袖。

3.
整理背部和下摆，与前面一致。

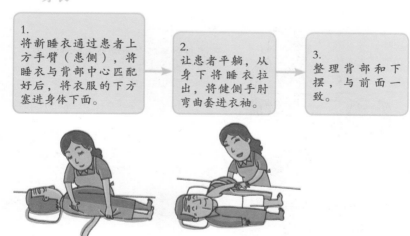

穿裤子的情况 ★右侧麻痹的场合

脱衣

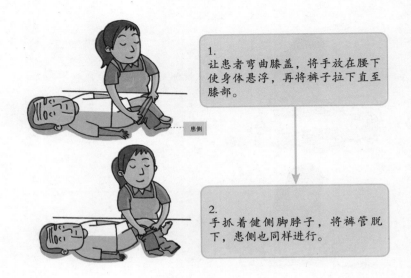

1.
让患者弯曲膝盖，将手放在腰下使身体悬浮，再将裤子拉下直至膝部。

患侧

2.
手抓着健侧脚脖子，将裤管脱下，患侧也同样进行。

穿衣

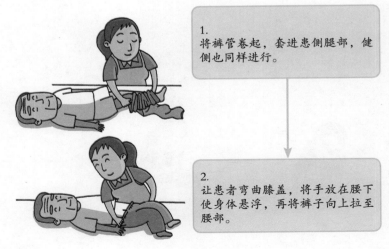

1.
将裤管卷起，套进患侧腿部，健侧也同样进行。

2.
让患者弯曲膝盖，将手放在腰下使身体悬浮，再将裤子向上拉至腰部。

护理的提高

衣服尽量选择吸湿性较强、触感轻柔的棉质材料，以及富有伸缩性弹力的材料。

步行援助

被人支撑着步行的情况

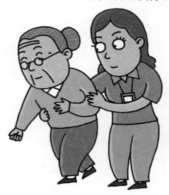

拉住腰部和护理腰带等，从后方支撑患者。

使用拐杖的情况★左侧麻痹的状况

让患者用健侧手拄拐杖。

拐杖步行有3拍和2拍的节奏★，要跟着各自的节拍走，护理员站在患者的患侧，扶住患者的腰部。

★3拍　①拐杖；②患侧；③健侧的顺序步行。2拍　①拐杖+患侧；②健侧的顺序步行。

使用步行辅助车的情况

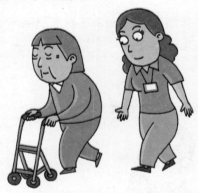

使用拐杖爬楼梯的情况 ★右侧麻痹的场合

1.
护理员要确认患者是否双手牢牢握住了把手。

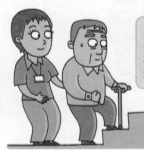

上楼梯时
让患者按照拐杖、健侧腿、患侧腿的顺序逐步爬楼梯。

2.
护理员一边身体略前倾地跟在后面走，一边检查患者是否将重心过分压在了拐杖上，患者视线是否朝前等。

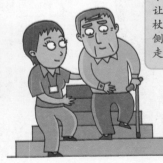

下楼梯时
让患者按照拐杖、患侧腿、健侧腿的顺序逐步走下楼梯。

38

★不管是上楼还是下楼时，护理员都要站在患者的下方一级台阶上，扶着患者的腰部。

如何防止跌跤、摔倒？

不要穿没有后跟的鞋·凉鞋之类没有鞋后跟的鞋子穿着不跟脚，也使人容易跌倒。另外，在室内也要尽量避免穿拖鞋。

让患者抓着手臂·如果是有视觉障碍的患者的话，可以让他们抓着自己的手臂，再牵引着他们走，这样能让他们安心。

注意点

- 使用步行辅助工具时，护理员要站在患者患侧一方，从后面支撑他们给予帮助。
- 为了防止跌倒，要配合患者步行的步伐和步调，稍有偏差就要提醒患者注意脚步。

护理的提高

　　在室外进行步行援助时，护理员要走在车辆行驶一侧。但是，如果患者半边麻痹的话，则护理员要走在患者的患侧。

轮椅援助

前进时和停止时应该确认哪些事项

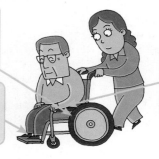

停止后，有没有立即刹车？
以防轮椅自己滑出去。

手臂肘部有没有超出扶手板？
以防手臂肘部撞到墙壁。

双脚有没有立即放到踏板上？
以防双脚卷进车轮。

在坡道上

上坡
让患者上半身前倾，用全身力气将轮椅向上推着前进。

下坡
背着身，一边轻踩刹车，一边慢慢地下坡。

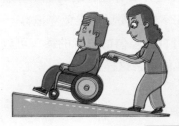

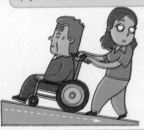

如果是下缓坡道的话，可以身子朝前，将轮椅拉在身前慢慢下坡。

台阶

上台阶时

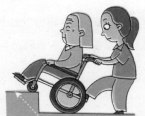

1.
脚踩住轮椅下方横杠，手抓住推手手柄向跟前拉，将前轮翘起放到台阶上。

2.
将轮椅稍微推前一些，待后轮碰到台阶时将推手手柄提起，使轮椅腾空再向前推。

下台阶时

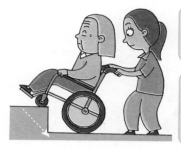

1.
背着身，将后轮放下至下一层台阶。

2.
脚踩住轮椅下方横杠，手抓住推手手柄向跟前拉，将前轮从上一阶放到下一阶。

注意点

● 半身麻痹的患者如果坐姿倾斜的话，有可能患侧的胳膊会卷进车轮，所以要帮他们放上垫子，以免他们身子倾斜。

护理的提高

出发时要和患者打好招呼，慢慢地、安静地推动轮椅。

移椅援助

移椅前需要准备哪些事项

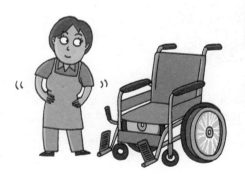

1.
护理员要做一些准备运动以减轻腰部负担。

2.
刹住停车刹车。

3.
将脚踏板打开。

怎样将患者从床上移动到轮椅上？ ★右侧麻痹的场合

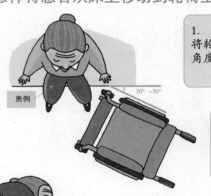

患侧

20° ~30°

> 1.
> 将轮椅面向床摆放，倾斜角度大约在20°～30°。

> 2.
> 让患者以正坐的姿势，将手先环绕在护理员肩上。

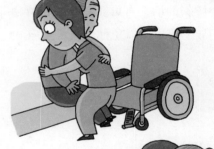

> 3.
> 护理员用两膝夹住患者的膝盖，手环住患者的腰部，让患者站起身。

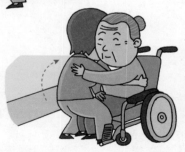

> 4.
> 继续保持双手环腰以旋转患者身体，慢慢地让患者坐下。

要点
座位浅时，护理员一手扶着患者右肩，一手贴着左边骨盆慢慢向里推；另一边也同样操作的话，较深的座位也能就座了。

42

注意点

● 为了不让护理员跟跄跌倒，护理员双脚打开时的幅度应该与肩齐宽，将重心置于腰间，慢慢地、稳稳地进行护理动作。

● 完成移动工作后，一定要松口气，再调整座位的姿势角度。

护理的提高

为了避免脱臼、骨折状况的发生，千万不要勉强拉扯患者的手腕和关节。

外出援助

外出时应该确认哪些事项

1.
外出前确认生命体征（体温、血压、脉搏、呼吸）。

4.
公交和电车的上下车方法（护理员站在患者斜后方）。

2.
把握好往返的路线和所需时间。

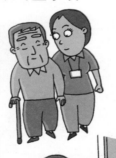

5.
保证外出途中有厕所和休息场所以及饮用水。

3.
步行时护理位置的确认和询问。

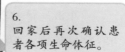

6.
回家后再次确认患者各项生命体征。

要点

一定要确认各项生命体征·外出后，有时血压和脉搏会急剧上升，所以在外出前后，一定要对各项生命体征进行测量。

配合患者步伐·步伐要与患者一致。休息和交通工具的上下车所花时间也要考虑到，准备充分后再外出。

正确选择上下车的时机·选择较空的交通工具，等下车的人全部下车后再上车。在车内，护理员要保管好患者的拐杖。

确保有厕所、休息场所和饮用水·在外出路线的选择上，一定要确保有厕所、休息场所等，最好有轮椅专用服务的厕所。

要对无法前进的状况提前做好准备·不管是步行还是轮椅，都有可能碰到无法前进的状况，所以要带好出租车和护理用车的联络方式。

护理的提高

事先把握好交通量、阶梯差、步骤等事项，将风险减少到最小。

外出拜访护理请求中，不包括外出散步等不含目的性的外出护理，如果患者或其家人提出外出请求的话，一定要得到负责人的确认批准。

体位变换一：侧卧位、端坐位、长坐位

如何从仰卧位转为侧卧位 ★ 左侧麻痹的场合

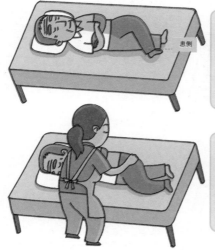

患侧

1.
让患者两臂交叉于胸前，双膝弯曲。如果患者半身麻痹，按照图例使患侧膝盖立起，健侧的脚从患侧膝下通过伸直。

2.
护理员将手放在患者肩胛骨和腰部，弯下腰微屈膝盖，将患者的身体拉至身前。半身麻痹的患者健侧朝下。

如何从仰卧位转为端坐位 ★ 左侧麻痹的场合

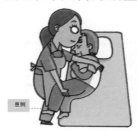

患侧

1.
从上图2的姿势开始，护理员单手放到患者膝盖下，另一只手环绕患者肩膀，将其双脚靠床边放下。

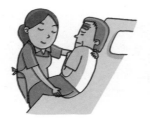

2.
以患者臀部为支点撑起全身，将双脚向斜下方推挪，调整姿势使双脚着地。

如何从仰卧位转为长坐位 ★ 左侧麻痹的场合

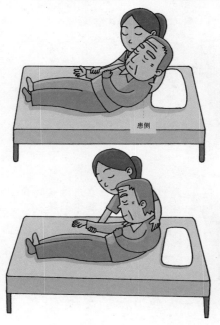

患侧

1.
让患者将手臂置于胸口，护理员左臂伸进患者左肩下方，通过肘部力量支撑患者肩膀。

2.
以护理员的左部手肘为支点，将患者左肩拉至护理员跟前，右手按住患者右臂。像画半圆弧形一样将患者扶起。

★右侧麻痹的患者则向反方向进行以上操作。

护理的提高

　　体位的变换不仅仅是为了便于更衣和移动，也是为了防止患者体力下降、血压调整机能衰弱、褥疮等。

体位变换二：床上/左右的移动

如何向床头移动

1.
让患者将手臂弯置于胸前，双膝弯曲。
半身麻痹的情况下，按照第45页的做法只需弯起一只脚。

2.
单手伸进患者肩下，另一只手置于腰部用于支撑。

3.
让患者双脚蹬床的同时向床头部位移动。

如何向床边移动

1.
一边用右手支撑患者头部，一边将枕头拉至身前。

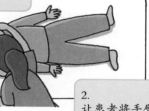

2.
让患者将手臂弯置于胸前，双膝弯曲
半身麻痹的情况下，按照第45页（"如何从仰卧姿势转为侧卧姿势？"）的做法只弯起一只脚。

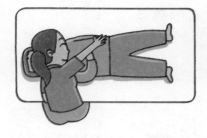

3.
左手伸进患者肩下，右手手臂伸直，沿着床将左手拉至身前，从而移动上半身。

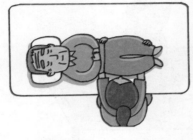

4.
护理员在床边弯曲双腿使双膝贴床。固定好腰腿后，将手伸进患者腰部和双膝下，再将患者的下半身引至跟前。

● 面对身躯较大的患者，可以在他们背部放一块大浴巾或者塑料板，通过拉动浴巾和塑料板来帮助他们移动。

注意点

● 在进行体位变换时为了减少阻力和摩擦，可以让患者尽量聚拢身体。

● 希望患者发力用劲儿的部位，不要仅仅口头指示，可以通过触摸那个部位来向患者示意。

护理的提高

·为了不让压力集中在一处导致产生褥疮，体位的变换至少每隔两小时就要进行一次。

·对于褥疮的预防和改善，使用耐压力分散的床垫也是很有效的做法。

进食援助

方便进食的姿势

身体前倾、内收下巴，方便饮食，不易引起误咽。

坐在有靠背和扶手的椅子上，保持安定的姿势。

座位靠近桌子，过远的话，背部会弯曲，胃部会受压。

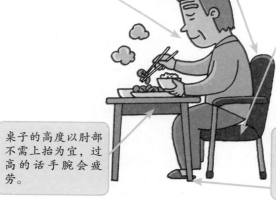

桌子的高度以肘部不需上抬为宜，过高的话手腕会疲劳。

脚跟要踏在地面，椅子过高的话，姿势容易走形。

护理要点

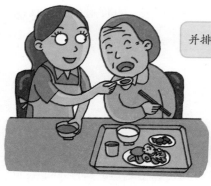

并排坐在一起。

将食物由下往上送到嘴边。

问题处置

吞咽困难·在餐前进行促进唾液分泌的体操或饮水。喂食时每次以少量、小口进行。

中途睡着·多喊几次或摩挲患者的手或脸颊。对听力有问题的患者，用冷调羹试着触碰嘴唇以刺激患者。

不想吃·确认是否有口腔炎症或蛀牙，准备患者爱吃的食物，并做成可以用手拿住的小饭团或三明治之类的东西，留意食物的排列及配色。

有局部瘫痪·因为会有食物残留在患者的口腔里，要时常确认脸颊是否鼓起。

有视觉障碍·按照钟表文字盘的顺序，将碗放在3点方向、筷子放6点方向、汤碗放9点方向、菜放在12点方向来摆放食器。

注意点

- 只能以卧姿进食的患者除外，应尽量努力让患者在饭桌前度过一段有趣的时间。

- 进餐时，一定要介绍饭菜的内容，让患者看清每一口饭菜后再送向嘴边，碎食及糊状食物也要做出形状并配色，要在食物的盛放排列上多花工夫，以促进患者的食欲。

护理升级贴士

为防止误咽，要在确认患者口腔内是否还留有食物、喉结是否上下在动、是否切实吞咽之后，再喂食下一口。

协助排泄

协助排泄的顺序

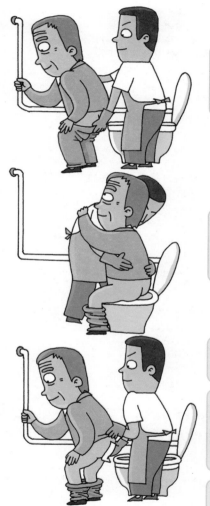

1.
让患者抓住扶手，辅助患者松开衣裤。

2.
让患者环抱住护理者颈部，一边扶住患者的腰一边让他坐在坐便器上。

3.
护理者等候在厕所外。

4.
估计排泄结束时出声问一下。若患者无法自己擦拭，就让患者抓住扶手抬起腰，护理者沿阴部向后的方向帮助患者擦拭干净。

5.
协助穿回衣裤。

使用移动式便器的协助顺序

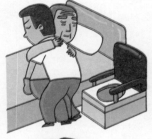

1.
如图身体由端坐变向前倾姿势。
配合呼吸节奏慢慢站起。

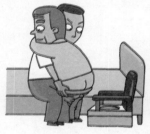

2.
膝盖用力将患者身体转动90°，
使患者臀部朝向移动式坐便器，
松开患者的衣裤。

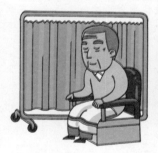

3.
让患者慢慢坐上坐便器，并在下
半身盖上浴巾。

★之后的流程，见前页步骤3~5。

站立时可以在便器的扶手处借力。

注意点

● 应考虑到患者的尊严和隐私，在使用厕所或便器后，要用
消臭剂等去味。

● 要在排泄物冲走前，观察确认量、颜色、形状等。

护理升级贴士

> 冬季厕所内外温差大，要事先加热便器座圈和温暖护理者的双手。

换尿布

换尿布的顺序

准备物品

带状尿布、擦拭外阴部的纸巾或一次性使用的布、热毛巾、浴巾、塑料袋、手套、口罩等

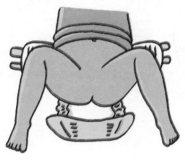

1.
打开尿布，立起患者的膝盖。

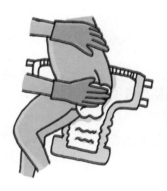

2.
用纸巾和热毛巾擦拭患者外阴部，改换成侧卧位后擦拭尾骨部及臀部。

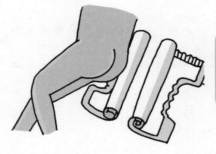

3.
在患者臀部下卷起要换下
的尿布，边上靠着放上新
的尿布。

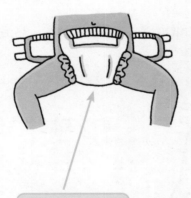

4.
将患者身体转向相反侧卧
方向，拿掉用过的尿布，
展开新换上的尿布后换成
仰躺，如图穿好尿布。

尿布要可以合拢在腰椎骨
的上面。

要点
穿戴后，尿布和腰部
之间要留有可以塞入
一指的松紧度。

中心线以脊椎骨为准。

注意点

● 为了了解排泄周期和读懂患者不快感觉的表达，应留意观
察。

● 胶带绑系过紧的话会引起褥疮或骨折，要确认是否勒住了
胯间及腰部。

护理升级贴士

> 用尿布是无奈之举，应想办法尽量让患者在厕所排泄。在使用尿布阶段，还要在换尿布的方法、环境、用语等方面保护患者的自尊。

尿布的选择

选择的标准

可以独立站立、坐下、行走	内裤+尿垫
可以在有人帮助的情况下步行	防失禁内裤 防水内裤
有人帮助的情况下能坐、立	康复内裤
有人帮助的情况下能站起	
基本卧床度日	带式尿布

尿布的种类

尿垫·吸收尿液的垫子。考虑到经济负担等因素，有时也和其他尿布等并用。

防失禁内裤·针对尿液渗出，在胯部用强化吸收性的内裤（防水内裤是在此基础上更强化吸收性的内裤）。

康复内裤·可以长时间使用的内裤型纸尿布。

带式尿布·用胶带固定的T字形纸尿布，易穿脱。

防止尿液渗出的重点

- 穿戴要合乎尺寸，没有多余空隙。
- 选用高腰、裆深且带褶皱的式样。
- 围绕大腿根的褶皱要全部露在外面。
- 尿垫要全部收在褶皱的内侧。
- 使用足以吸收一次尿量、吸收速度快且通气性良好的尿垫或尿布。
- 男性的尿垫弄成圆锥形挡住，女性的尿垫要包覆住。
- 禁止使用多枚尿垫，这样极易引起皮肤问题及因皮肤问题导致的关节挛缩。

护理升级贴士

患者身心的变化也会引起排泄情况的改变，因此要定期确认尿布和尿垫是否合用。

协助入浴

右半身不遂★进入浴缸的顺序

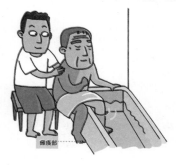

瘫痪部

1.
让患者坐在淋浴椅子上，在下腹部盖上毛巾后让患者手扶浴缸边缘，将患者健康的腿跨入浴缸。

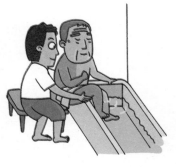

2.
护理者扶住患者的背部，将患者的瘫痪的腿放入浴缸。

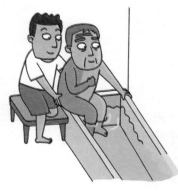

3.
双腿都踏入浴缸后，让患者的手移到浴缸内侧边缘扶住，护理者要牢牢托住患者的臀部。

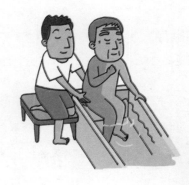

4.
患者保持身体前倾的姿势并扶住浴缸边缘，护理者将患者臀部向前推。

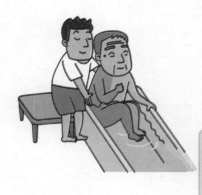

5.
将患者臀部轻放在浴缸底部并调整安稳。

注意点

● 浴室地面和淋浴椅子要事先预热，进入浴缸前要从脚底开始慢慢往身上浇热水，让身体可以逐渐适应水温。

● 淋浴椅子要便于移动并和浴缸同高。

右半身不遂★进入浴缸的顺序

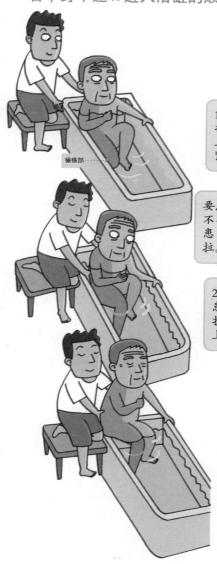

偏瘫部

1.
护理者单膝跪在淋浴椅子上，患者屈起健康的腿并抓紧身体前部浴缸边缘。

要点
不要用蛮力将患者身体上拉。

2.
患者保持身体前倾的姿势，护理者将患者臀部向前推、上举。

3.
护理者双手扶住患者臀部移向淋浴椅子。

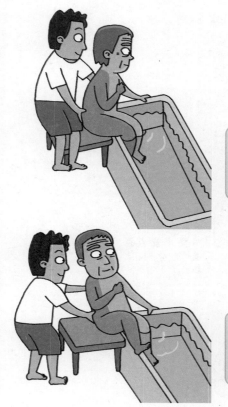

4.
患者双脚切实踏在浴缸底部后，才可以让患者移动支撑身体的手。

5.
护理者扶住患者背部，以瘫痪侧、健康侧的顺序抬出患者双腿。

护理升级贴士

　　要避免在饭前或饭后1小时内入浴，患者在入浴前后一定要适量摄取水分。

　　为避免患者血压急剧上升，用浴缸泡澡时要露出肩部。

洗头

洗头的准备（仰卧位）

准备物品

盛放热水的容器、水桶、洗发液、洗发垫、洗发刷、毛巾数条、浴巾、塑料袋、塑料薄膜、吹风机、垫子、手套、口罩等。

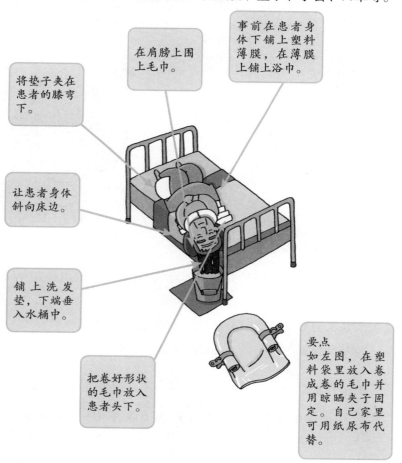

在肩膀上围上毛巾。

事前在患者身体下铺上塑料薄膜，在薄膜上铺上浴巾。

将垫子夹在患者的膝弯下。

让患者身体斜向床边。

铺上洗发垫，下端垂入水桶中。

把卷好形状的毛巾放入患者头下。

要点
如左图，在塑料袋里放入卷成卷的毛巾并用晾晒夹子固定。自己家里可用纸尿布代替。

洗头方法（仰卧位）

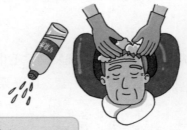

1.
护理者戴好口罩和手套刷洗患者头发的缠结和污垢。

2.
稍许湿润头发，把洗发液在手中打出泡，用指腹洗头。

要点
在饮料瓶的盖子上开几个小孔，可以当作简易莲蓬头。

3.
挤掉泡沫，用热水逐步洗净头发。

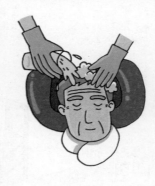

4.
拿掉洗发垫，用围在肩部的毛巾擦拭头发并用吹风机吹干。

注意点

● 考虑到血压上升的问题，因此饭前饭后1小时内要避免洗头。

● 洗头时要注意观察头发及颈部周围的皮肤状态。

● 移动位置时要注意，不要让头部过于垂下。

护理升级贴士

室温要保持在22～26℃；水温要保持在38～40℃左右。

擦身

擦身的顺序（仰卧位）

准备物品

清洗剂，清洗下阴部的容器（盖子开孔的空饮料瓶）、毛巾数条（脸部用、身体用、阴部用）、浴巾、盛放热水的容器、扁马桶或纸尿布（接脏水）、替换的尿布、手套、口罩等。

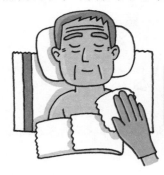

准备
将热毛巾卷在手上。

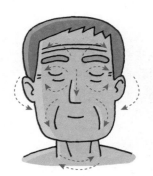

准备
要顾及患者隐私，擦拭部分以外的部分要注意用毛巾等覆盖。

擦身方法
以脸部、上半身、下半身的顺序，脸部见示意图，上、下半身各自由下往上擦拭，腹部用转圈的方法擦拭。

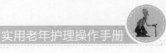
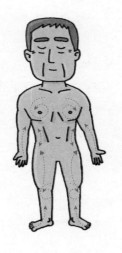 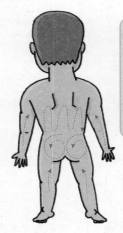

> **要点**
> 为避免细菌进入阴部，女性患者要从阴部向肛门擦拭；男性患者不要忘记阴囊背面及皮肤重叠褶皱处。

★擦拭身体前面时采用仰卧位　★擦拭身体背面时采用侧卧位

注意点

- 考虑到血压上升的问题，要避免饭前、饭后1小时内擦身，并且要在患者排泄后进行。
- 身体不同部位使用的毛巾颜色要区分开。
- 为促进血液循环，应尽可能朝着心脏方向擦拭。
- 对严重皮肤粗糙及皮肤干燥的情况要控制使用清洗剂，仅用热水清洗或用热毛巾轻拭。
- 擦身完毕，要对皮肤采取保湿措施。

护理升级贴士

　　对实在无法入浴的患者，擦身不但可以保持身体清洁，对皮肤进行刺激有益于心情转换，有助于患者精神安定。

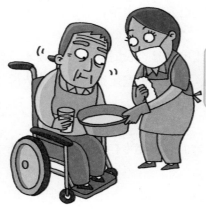

口腔护理

顺序及要点

准备物品

牙刷、牙膏、杯子、漱口盂、海绵刷、手套、口罩等。

1.
准备完毕，让患者漱口，湿润口腔。

2.
与患者视线齐平，小幅振动刷牙。

像握笔一样握住牙刷。

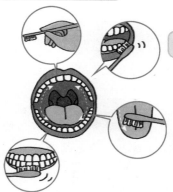

在牙齿和牙龈交接处转成45°。

舌头上用软毛刷清洁。

牙刷要垂直于牙齿表面。

状况发生时的应对

讨厌牙刷·在食指缠上脱脂棉或卷上纱布代替牙刷。

紧闭住嘴·紧闭嘴唇或咬住牙刷时，应轻揉口腔周围或让患者咬住切短的橡胶管、专用的指套等。

摘除假牙时·长时间摘除时一定要浸在水中，清洁假牙要在托盘上进行。

使用假牙安定剂·要经常确认患者是否长时间在佩戴假牙、有没有发生口腔干燥或口腔炎症、使用哪种安定剂等，并遵从齿科医嘱行事。

注意点

● 为不让假牙繁殖细菌，护理时要使用专门的假牙清洗剂及不含研磨剂的牙膏。

● 对半身不遂的患者，无法感觉到瘫痪一侧食物的遗留，因此要留意清理干净。

● 有可能的话让患者自己刷牙。

护理升级贴士

清洁口腔、去除牙垢、调整假牙等减少口腔内细菌的努力，不但可以预防误咽性肺炎乃至身体其他疾病，也能提高患者的生活品质。

护理者穿戴手套、口罩时，为防止引发误咽，要认真去除用具表面的水分再使用。

耳朵和指甲的护理

耳朵护理方法

准备物品

掏耳勺、棉棒、润滑油、毛巾、手套等。

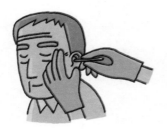

1.
将患者的脸横向固定。

2.
耳垢坚硬难取时，用蘸上润滑油的棉棒软化后取出。

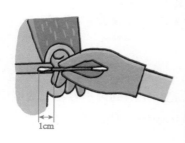

3.
插入深度从耳孔起1cm以内。

1cm

4.
耳垂及耳后用热毛巾拭净。

注意点

- 一定要不断用声音确认患者是否疼痛。
- 取出耳垢栓塞属于医疗行为，应交给医生处理。

指甲护理方法

准备物品

指甲钳、指甲锉、热毛巾、手套等。

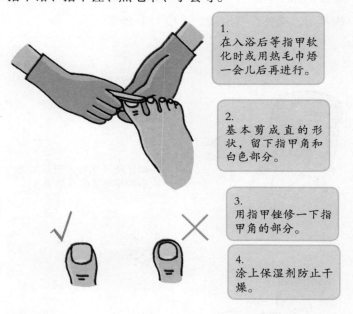

1. 在入浴后等指甲软化时或用热毛巾焐一会儿后再进行。

2. 基本剪成直的形状，留下指甲角和白色部分。

3. 用指甲锉修一下指甲角的部分。

4. 涂上保湿剂防止干燥。

注意点

● 要注意指甲角剪成圆形，把指甲剪到肉里容易形成嵌甲，但任由指甲长长会引起跌倒受伤，因此要勤剪指甲。

护理升级贴士

· 干性耳垢使用掏耳勺；湿性耳垢使用棉棒比较易于操作。

· 指甲被称作是健康的晴雨表，从中可以在早期观察到患者身体状况的变化。

铺床

床铺整理顺序（卧位）

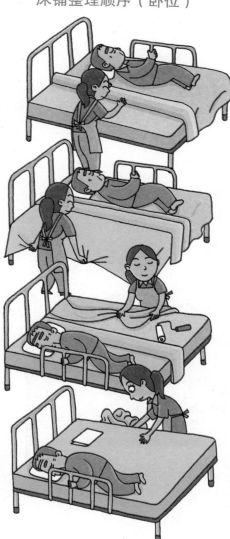

1.
立起床里侧的栅栏，让患者面向栅栏方向侧躺。

2.
从患者背后开始卷起床单，塞入患者背后，清扫床垫。

3.
将新床单如图铺至床中央，塞入旧床单的下面。

4.
护理者先立起站立处的栅栏，之后移动到床里侧，放下里侧栅栏，让患者翻身面向外侧躺。取掉旧床单。

5.
清扫完床垫后，将新床单拉出铺整齐。最后再换枕套。

注意点

● 为防止炎症和褥疮发作，不要使用上浆的硬床单。要拉平床单上的褶皱，并牢固地塞入床垫下。

护理升级贴士

要使用吸湿性良好的棉质、纱质或毛巾质地等体感柔和的材料制成的床单等寝具。

睡眠援助

有助于迅速入睡的环境

香气
在房间内放置香熏精油等，有利于放松心情。每个人对香味的接受程度不同，使用时要多加注意。

室温
13（冬）~27℃（夏），湿度40%~60%

照明
入睡前1~2小时：150勒克斯（亮度单位）以下，昏暗的环境可以使身体分泌出引起困意的褪黑激素。

窗户
早上沐浴阳光。（抑制褪黑激素的分泌）

窗帘
夜间，将遮光的窗帘拉上。（促进褪黑激素分泌）

床上用品
选择没有上浆的、吸水性强并柔软的棉质床单、床罩、枕头。以及易于翻身，质地轻盈的被子

以下状况该采取怎样的措施

服用睡眠引导剂时·服用后意识逐渐模糊，白天也能睡着。但是药物的用量和种类有时也可能不恰当，所以服用时要与主治医生及专家商量。另外，要尽量避免患者过分依赖药物，帮他们多创造日间活动的机会。

睡前饮酒·饮酒会降低睡眠质量，并会导致夜间多次醒来上厕所，所以，被护理人的饮酒时间应控制在睡前1~2小时前。

因为不安和寂寞难以入眠·因为不安而失眠的人不在少数，护理员应可通过倾听、肢体接触的方式给予被护理人安心感。

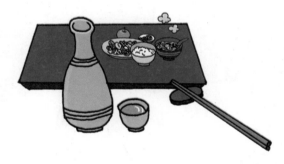

护理的提高

夜间使用间接照明。

失眠状况持续的话，也许会成为昼夜颠倒和意识障碍的导火索。被护理人有没有进行30分钟以上的午睡？白天的活动有没有充分展开？有没有心情舒畅地睡醒？要重复对这些生活内容进行评定。

敷法

★给身体施加冷热刺激，是有利于病情好转和自觉症状减轻的方法。

取暖方法和取暖部位（温敷法）

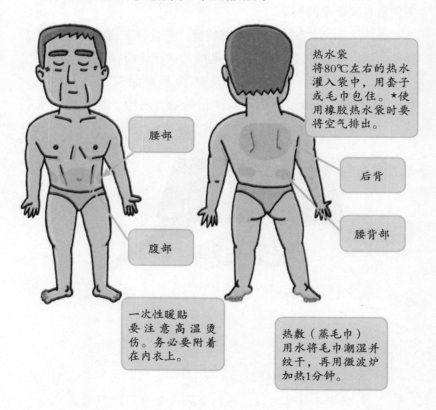

热水袋
将80℃左右的热水灌入袋中，用套子或毛巾包住。★使用橡胶热水袋时要将空气排出。

腰部

后背

腹部

腰背部

一次性暖贴
要注意高温烫伤。务必要附着在内衣上。

热敷（蒸毛巾）
用水将毛巾潮湿并绞干，再用微波炉加热1分钟。

要点
便秘时，可以对腰部和腰背部进行热敷，这样有利于肠胃蠕动活跃，促进自然排便。

冷却方法和冷却部位（冷敷法）

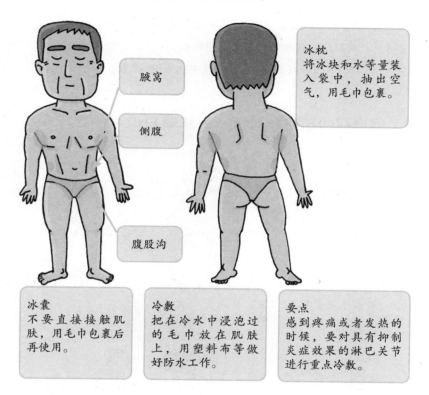

腋窝

侧腹

腹股沟

冰枕
将冰块和水等量装入袋中，抽出空气，用毛巾包裹。

冰囊
不要直接接触肌肤，用毛巾包裹后再使用。

冷敷
把在冷水中浸泡过的毛巾放在肌肤上，用塑料布等做好防水工作。

要点
感到疼痛或者发热的时候，要对具有抑制炎症效果的淋巴关节进行重点冷敷。

注意点

- 给身体部位冷却时，要注意低体温症，同时认真地观察被护理人的状态。

- 肩膀和颈椎过分冷敷的话，容易导致血液循环不顺畅，并加重肩酸症状，因此在冷却时，对身体部位也要多加注意。

护理的提高

> ·给身体热敷有利于加速血液流动，促进身体新陈代谢。另外，对腹泻、便秘、神经痛、肩酸腰痛也有不错的效果。
>
> ·给身体冷敷则有消炎、止痛方面的效果。

感染病的预防和对策一：基础知识

洗手的基本步骤

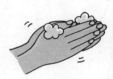

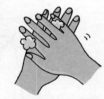

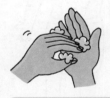

1.
将沾湿的双手对合，用洗手液擦出泡沫。

2.
一只手的手背伸直，再用另一只手的手掌来回摩擦。

3.
将指尖和指甲置于手掌中摩擦。

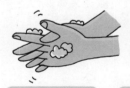

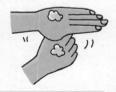

4.
指缝间也要细致地清洗。

5.
将大拇指向另一只手的手掌扭转并摩擦。

要点
固体肥皂表面容易附着细菌，因此较好的选择是用洗手液。

6.
两手手腕处的污渍清洗之后，要用清水冲净。

7.
不要用手直接接触水管的开关，可以用清洁的毛巾或纸巾关闭水龙头。

引起感染病的主要细菌和病毒

● 感染病是由于病毒和细菌侵入体内并增长繁殖而引起的。

主要的细菌·大肠杆菌（0~157之间）、沙门氏菌、结核菌、黄色葡萄糖菌（MRSA是其中一种）、大叶菌等。

主要的病毒体·诺如病毒、流感病毒、轮状病毒、风疹病毒、肝病毒等。

容易隐藏细菌和病毒的物质、部位·痰、血液、呕吐物、排泄物。人体的伤口、鼻腔、口腔、阴部等。

细菌和病毒的感染途径·接触感染、口腔感染、空气感染、唾沫感染、血液感染等。根据细菌和病毒的不同传染途径也有差异。

注意点

● 与感染者接触时，戴好手套、口罩、眼镜，穿好白罩衣，以防感染。

● 要严谨地向感染者提供水分的补给，防止呕吐、腹泻等引起的脱水症。

● 避免服用抑制腹泻的止泻药，让细菌和病毒从体内排出。

护理的提高

一般来说，接种疫苗使身体产生抗体是预防感染最为有效的方式，而在日常生活中洗手和漱口等则是最基本的方法。

疑似集体感染时，要迅速与医生和保健所取得联系，以防感染程度扩大。

感染病的预防和对策二：消毒

主要的消毒方法

皮肤
洗手后，将含有酒精成分的消毒液向两手喷涂。

室内
对于门把手和坐便圈、浴室、空调的过滤网等，要用含酒精的消毒剂水溶液或次氯酸钠水溶液（0.02%~0.1%：家用漂白剂原液10毫升，兑水至2~5升）来擦拭。

餐具、烹饪器具、砧板、抹布等
洗净后，放在85℃以上的热水中浸泡。并喷洒酒精消毒液。另外，用次氯酸钠水溶液（0.02%~0.1%）擦拭。

衣物、床上用品等
用次氯酸钠水溶液（0.1%）浸泡后，洗涤，干燥。呕吐物清理干净后用水溶液进行喷雾和擦拭。

插入型便器
先用热水消毒器消毒（温度90℃，时间1分钟），再用次氯酸钠水溶液（0.1%）浸泡擦拭。

消毒的种类和效果

煮沸消毒·用沸水消毒。细菌和病毒会因为高温变弱。这种方法简单，效果也很好。

热干燥消毒·用85℃以上的温度烘干消毒。衣物、床上用品等用高温干燥机或熨斗等进行干燥。

酒精消毒·用乙醇消毒，见效快，杀菌力强。对流感病毒很有效。避免在黏膜、创伤部位使用。

氯消毒·用含有次氯酸钠的水溶液消毒。对诺如病毒、MRSA、肝病毒等有效。具有腐蚀金属和塑料的作用，因此消毒后要擦拭干净。

注意点

- 通过消毒可以杀死病菌，减少病菌的数量从而降低感染概率，但并不是可以将所有病菌完全消灭。也有通过消毒无法杀死的病菌，所以要正确理解上述知识。

护理的提高

如果床、衣物、厕所等沾上了带有诺如病毒的粪便、呕吐物等污渍，用浓度0.1%的次氯酸钠水溶液消毒。对于烹饪用具等双手直接接触的物品，用浓度0.02%的次氯酸钠水溶液消毒。

辅助用具的使用和注意点一：拐杖、步行辅助车、轮椅

辅助用具的检查要点

T字拐杖

■ **手柄**·能否用食指和中指夹住手柄的轴部？小手指能否钩住手柄的高处？

■ 拐杖的长度、重量·手柄的高度是否与人体站立时垂直的手臂的手腕处等高？拐杖是否过重？

■ 橡胶·有没有备用橡胶？

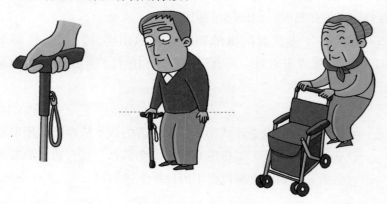

步行辅助车

■ 手柄·高度是否合适？（让使用人试着握住）

■ 制动器·刹车是否有效？

■ 座位·有无安定舒适感？

■ 收纳筐·篮筐是否妨碍到轮胎等？

■ 轮胎·轮胎是否磨损、胎内气体不足或漏气？（用手指按压进行确认）

轮椅

■ 辅助（制动）刹车·停止运行的刹车是否有效？

■ 扶手·是否过高？

■ 靠背·脊梁是否呈自然S形？

■ 停车刹车·停车后，务必将停车刹踩住。

■ 座位·是否过于坚硬？是否倾斜？

■ 脚踏板·上下是否方便？

■ 轮胎·胎内填充气体是否不足或漏气？（用手指按压进行确认）

■ 车轮·瘫痪患者有没有因身体倾斜而将手臂或手部夹在车轮中？

■ 高度·膝盖弯曲成直角，脚底能否切实地踏在脚踏板上？

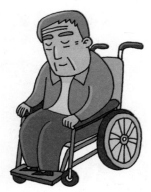

这些情况应该怎么做

使用T字拐杖走路困难时·一般情况使用T字拐杖，但是如果患者手指和腿部肌肉萎缩，或者因为关节风湿病和半身麻痹导致步行极度困难时，使用多脚拐杖的稳定性更高。

被步行辅助车拖拽时·尽量伸展背部肌肉，让患者试着边向地面按压边前进。

护理的提高

通过使用妥当的辅助用具，有利于患者自立生活。仔细检查用具是一项十分重要的工作。

79

辅助用具的使用和注意点二：电动床、便利厕所

辅助用具的检查要点

电动床

■ 靠背升降功能·有无很好地使用此功能？（或多或少地活动患者身体）

■ 靠垫·是否过于柔软？（靠垫过于柔软的话会给翻身带来困难，导致褥疮和ADL低下）

■ 侧轨·是否位于起床和移动时方便抓扶的地方？

■ 遥控器·有没有固定的放置处？（以防丢失）

■ 床的宽度、长度·是否方便患者翻身？是否与体形匹配？

■ 床的高度·床高是否与轮椅高度适合？有没有达到适合护理员进行护理工作的床高（约60厘米）？

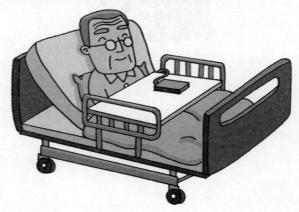

便利厕所

■ 大小·是否适合排泄时的动作和设置地点所需空间？

■ 扶手·是否牢固？方便移动吗？

■ **污水槽**·是否保持清洁？有无异味？

■ **高度**·坐着时脚能着地吗？（如果双脚不能着地的话，患者会采取身体前倾的姿势，这样不利于排便）

■ **双脚后置空间**·脚后跟与后方中间有空隙吗？（如果没有的话，起身时可能会跌倒）

■ **屏风**·是否考虑到保护使用者的隐私？

注意厕所的气味·通过排泄前后向空气中进行除臭喷雾，在厕所内放置芳香剂等，尽量照顾到使用者的心情和隐私。

这些情况应该怎么做

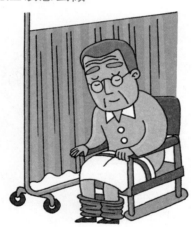

护理的提高

· 护理员可以向物理疗法技师、职业疗法技师咨询并商谈，从而掌握辅助用具的知识。

· 护理人应该注意观察被护理人状况，督促他们不要过度依赖辅助用具，而是尽量维持自立的活动状态。

吸痰

吸痰步骤

准备工具

吸引器、吸管（口腔用）、消毒液（导管用和手指用）、自来水、蒸馏水、纱布、棉纸、毛巾、被单、手套、口罩、围裙等。

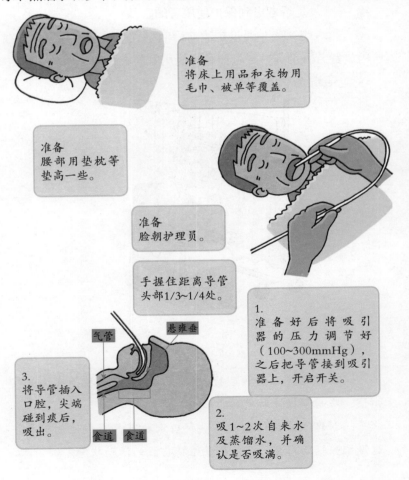

准备
将床上用品和衣物用毛巾、被单等覆盖。

准备
腰部用垫枕等垫高一些。

准备
脸朝护理员。

手握住距离导管头部1/3~1/4处。

气管

悬雍垂

3.
将导管插入口腔，尖端碰到痰后，吸出。

食道

食道

1.
准备好后将吸引器的压力调节好（100~300mmHg），之后把导管接到吸引器上，开启开关。

2.
吸1~2次自来水及蒸馏水，并确认是否吸满。

什么是吸痰

- 帮助患者将口腔内残留的痰和唾液排出体外，对于靠自身力量无法下咽和排痰的患者来说能够防止误吞和窒息。

注意点

- 虽然要注意不要让导管碰到舌根和黏膜，但也不要用手指按着导管而是顺其自然地插入口腔中。

- 如果导管插得过深、吸引力过强的话，也许会让患者产生呕吐反应和缺氧症，因此要把握好时间和力度，并注意不要碰到悬雍垂和咽部黏膜。

- 接连实施的状况下，每一次进行后，都要用自来水或蒸馏水将导管洗净，并用纱布将水汽擦干净。

护理的提高

护理员能够吸痰的范围规定为口腔内（咽部前方）、鼻腔内到支气管内为止。因此在实践时要多加注意。

胃造瘘营养护理

胃造瘘营养补给步骤

准备工具

营养液、营养袋、营养管、手套、面具、围裙等。

1.
上身抬起30°～90°（如果可能的话，请患者转移到轮椅或椅子上坐着）。

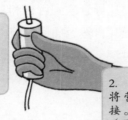

这一步由护理师进行。

2.
将营养袋与营养管连接。确认点滴调节器（用于调节点滴速度和剂量的器具）是否处于关闭状态。

3.
将营养液装进营养袋中，并用营养液将营养管装满。

这一步由护理师进行。

4.
将营养管和胃部导管连接（软管型状况下），打开点滴调节器按照规定速度进行灌输。

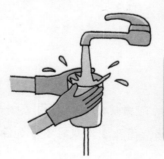

5.
输液结束后关闭点滴调节器，取下营养管，将使用过的器具洗净。并做好记录。

什么是胃造瘘

- 是针对难以通过口腔摄取营养的患者，在其胃部开一个管状小孔（人工瘘管），将软管和导管插入其中，直接将流食和水分送入体内的胃管营养法。有软管型和按钮型两种。

- 也可以在口腔中同时进行下咽训练，不需要时再将导管拔去，将小孔关闭。

注意点

- 胃造瘘周围容易发红和糜烂，所以营养补给结束后要用温水洗净，并用纱布或棉棒将污渍擦干净。

- 营养补给结束后，为了防止食道逆流，应该维持扶起患者上半身的状态半个小时到一个小时。

- 由于采用胃造瘘的营养供给方式，通过口腔进行营养摄取的频率变少，因而口腔中容易繁殖出细菌，并可能导致误咽性肺炎和口腔疾病，所以每天都务必进行口腔护理。

- 胃造瘘部位不要遮盖，洗澡和淋浴时照原样进行。

护理的提高

护理员的职责范围：①胃管营养液等输液前的准备。②输液后对患者定期的观察和确认。③事后整理。④操作的评价记录。导管的连接、胃管营养液的灌输划定为看护师的职责，两者的合作不可或缺。

人工肛肠排泄物的处理

排泄物的处理步骤

准备工具

棉纸、湿巾、塑料袋、手套、口罩、围裙等。

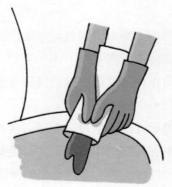

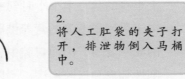

这一步由护理师进行。

1.
排便积满袋子的1/3时，将便袋取下。

2.
将人工肛袋的夹子打开，排泄物倒入马桶中。

3.
将沾在袋子前段的排泄物用棉布等擦干净。

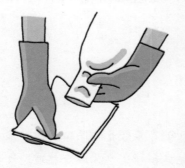

4.
将人工肛袋的前端再次用夹子夹好关上。

什么是人工肛肠

- 是当肠道切除后无法从肛部进行排泄时，为了让患者排泄粪便而人为地在患者腹腔内壁开出的一个排泄口。
- 做成一次后永久有效。对日常生活也几乎没有制约影响。
- 贴近肌肤并沾有保护液的罩衫有上下一体的连衣裙款和上下分开的套装款等。

注意点

- 在人工肛门中注入温水的话可以促进排便，患者1~2天内不需要再次排泄。但是由于进行一次人工排泄需要1小时左右，因此体力虚弱的患者要避免使用这种方法。
- 如果有患者在意身体排气时的声音的话，在感到即将排出时可以将手放在袋子上，这能在一定程度上抑制声音的发出。
- 处理排泄物时，务必仔细观察排便的数量、性质和状态。
- 充分考虑到患者的精神层面，使他们不要对排泄时产生的气味和声音过于敏感。
- 注意不要让排泄物沾到皮肤上，取下便袋后要确认皮肤是否有发红等状况。

护理的提高

在人工排便中护理员的职责为：①准备需要的工具；②对袋内积累的排泄物的处理。人工排便的器具安装等基本上为看护师职责，两者的合作不可或缺。

入院/出院时的必要事项

入院时需要向院方传达的信息

病情状况	ADL（日常生活动作）

步行、洗澡、进食、排便、更衣等的自理程度，上下楼梯的状况等。食量、速度、形态、噎呛的程度以及下咽功能，口味、过敏、喜好等情况。

有无失智症、具体症状、理解能力、沟通能力的程度。

家庭情况、护理力度

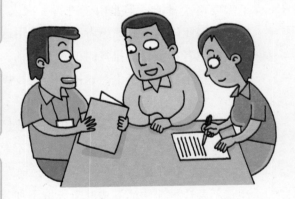

本人喜好、嗜好。

能让患者感到放松、引起兴趣的话题。

老花镜、助听器的使用状况。

服用药

出院时从院方获得哪些信息

| 病情状况 | 出院预定日 | 今后的治疗相关内容 |

有些疗养机构不适合一部分需要医疗帮助的患者，这点要多加注意。

家庭情况、护理力度。

疗养机构和家中必要的护理相关内容。

与入院时相比进食、排泄、移动等方面ADL的变化。

用药的添加、变更等。

出院后，如在疗养机构或家中出现护理困难的情况，要向院方传达。

注意点

- 入院期间，要举行由护理负责人和护理员、医生、看护师、社会工作人员、患者及其家人一同参加的护理会议。
- 入院期间患者的需护理程度几乎不会发生变化，出院后有关这方面要和护理负责人商量并进行重新确认。

护理的提高

入院、出院时，护理员应该以患者在医院、家中、疗养机构内的生活差异为基础，与护理负责人、看护师分享信息，构建患者及其家属与医疗机构间的桥梁。

晚期护理

需要如何应对

遵循护理计划进行护理工作。

尽量提供让患者感到舒适的支援。（用热水将手脚温热，将块状冰块取少量给患者含在口中等）

对口腔内的痰和唾液进行吸引，注意误吞和窒息。（末梢输液会增加呼吸道分泌物，需要多次吸引。因此要提前了解患者对这项操作的承受度。）

即使谈话产生分歧也不要否定患者所言，而是要倾听他们讲的话。

与患者家人一同进行护理，让患者感受到与家人的温暖。

轻声呼喊并扶起患者身体，让他们切实感受到活着的状态。

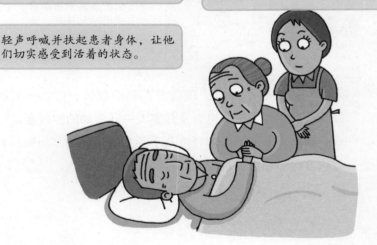

什么是终期护理

● 这种护理目的是为了缓和晚期患者及其家人身心的痛苦与社会性的痛苦等。它并不仅仅是以缓解身体疼痛（癌症引起）为重点的临终关怀，更是一种全面的、综合的途径，这种途径包含着让患者活到生命最后一刻的心理上的安定，并寻求最终的关怀护理。

- 患者一旦病危，是送进医院、还是联系医生（在疗养机构抑或是自己家中护理）？这些问题要提前与患者本人及其家属商定好。如果不送进医院的话，则是在机构或者自己家中进行终期护理，这种情况下要签署一份《终期护理同意书》。

- 发现患者死亡时的注意点和死亡后护理。

- 认为患者已去世时，要通过呼吸进行确认。切勿触摸患者身体。

- 立即向院方、患者家人联络，并遵从院方指示。

- 在接到医生开具的死亡诊断之后再进行的死亡处理称为天使护理。在疗养机构中，一般由看护师进行。护理员按照看护师的指示，进行护理工作并与患者家人联络。

护理的提高

　　理解患者本人及其家属的"生死观"，护理员自身也要在平日里就逐渐形成一种对死亡的意识和认知。

　　患者家属在患者真正病危时也许会改变主意，想要把患者送进医院。这种情况下，要出示事先签署的《终期护理同意书》并如实进行说明。

第4章　高龄者多发疾病及症状

生活消极症

● 因不活动身心引起身体、精神上机能下降。

● 如果放任这些情况，可能会一病不起。

机能下降

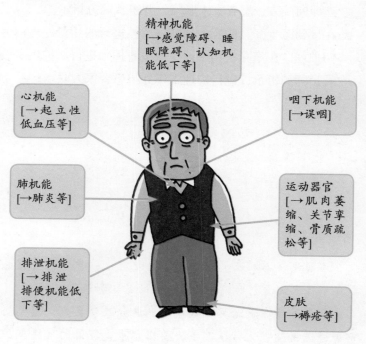

精神机能
[→感觉障碍、睡眠障碍、认知机能低下等]

心机能
[→起立性低血压等]

咽下机能
[→误咽]

肺机能
[→肺炎等]

运动器官
[→肌肉萎缩、关节挛缩、骨质疏松等]

排泄机能
[→排泄排便机能低下等]

皮肤
[→褥疮等]

主要原因

● 因曾经有摔倒的经历，害怕再次倒下而无法行走。

● 因疾病无法走动，或持续静养。

● 独居，外出不方便。

● 因腰腿疼痛、麻痹等疾病的原因，运动减少。

● 在家里无事可做，与他人、社会的接触减少。

如何预防

● 翻身、上半身坐起、活动手脚、身体状况良好时走下床等，在可能的范围内活动身体。

● 和其他人一起做一些使大脑活动的体操、游戏等。

● 每天定点进食，早起更衣，和周围的人聊天，过有规律的生活。

● 和看护管理人商量利用节日服务、公共设施，需要看护的患者尽量要与他人、社会相联系。

看护更进一步

　　看护人不要过多插手，要最大限度地引导出被看护人"想去做"的心理，使其尽量做自己力所能及的事。因此，事先要收集并评估他们的兴趣爱好、关心的事等。

糖尿病

● 血糖持续保持在很高状态的疾病。

● 有 I 型和 II 型两种形式。

I 型要用胰岛素疗法，进行注射。

Ⅱ型要以食物疗法、运动疗法为主进行。

症状如何

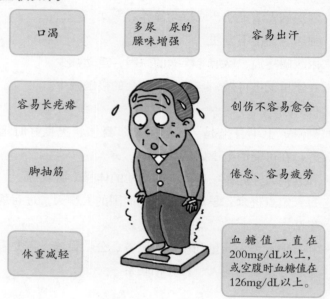

口渴

多尿 尿的臊味增强

容易出汗

容易长疙瘩

创伤不容易愈合

脚抽筋

倦怠、容易疲劳

体重减轻

血糖值一直在200mg/dL以上，或空腹时血糖值在126mg/dL以上。

一旦发展就很容易引起的疾病

糖尿病性视网膜症、糖尿病性肾症、糖尿病性神经障碍(三大并发症)

脑梗塞、心绞痛、心肌梗塞

肺炎、膀胱炎、牙周病、皮炎、湿疹、感染症

便秘、腹泻、视力低下、手脚麻木、坏死等

主要原因

● Ⅰ型发生的原因：产生胰岛素的机能受损、自身免疫性、病菌感染、特发性（原因不明）等。

94

- Ⅱ型和遗传、进食过多、肥胖、运动不足、压力、年龄增加等很多原因有关。

注意点

- 因肾机能低下，可能会出现药物作用延缓的现象。
- 进食时，确认含盐量、卡路里，要严格遵守每天食用的量。
- 自己注射胰岛素的患者需要确认注射时间、次数，并且确保本人意识水平。
- 出现低血糖症状时要静养，摄取糖分。

如何预防并发症

- 定期进行血液检查、眼底检查等。
- 摄取蔬菜（1天约350g），一日三餐在规定的时间慢慢进食，控制卡路里、油、盐等，做到平衡膳食。

看护更进一步

抵抗力低下易得感染症，除了要把洗澡、打扫这些事情进行到底外，也要注意把指甲剪短，防止手指上的细菌感染。

高血压

- 血压超出正常范围，持续在很高的状态。

老年高血压患者的目标值

诊疗室血压	家庭血压
未满140/90mmHg	未满135/85mmHg

日常生活需注意

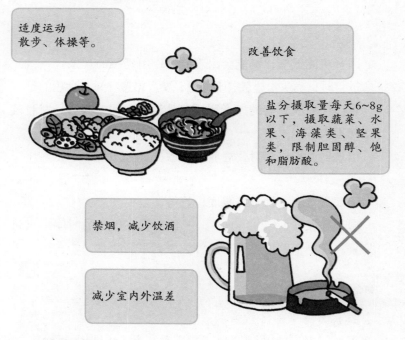

适度运动
散步、体操等。

改善饮食

盐分摄取量每天6~8g
以下，摄取蔬菜、水
果、海藻类、坚果
类，限制胆固醇、饱
和脂肪酸。

禁烟，减少饮酒

减少室内外温差

主要原因

一次性（原发性）高血压·直接原因不明，与遗传、环境等要因（饮食、压力等）重叠而引起。

二次性高血压·由于肾脏疾病、激素等相关的疾病引起。

注意点

● 自觉症状少，不医治可能引起脑梗塞、心肌梗塞、心绞痛等。要养成每天定时测定血压的习惯。

● 对因为食物低盐而没有食欲的高龄者，可以利用鲜汁汤，用酸味、药味突出味道，增加食欲。

● 患有高血压的高龄者很容易因为猛然站起眼前发黑或进食后、洗澡后引起血压波动。要关注这些小的变化。另外，患有高血压高龄者的目标值要比年轻人设定得高。

看护更进一步

对患有高血压的高龄者来说，有可能出现降压剂效果太强的情况。看护人不仅要测量血压，也要仔细观察药的用量、服药后的状态等。观察使用的药是否合适。

肺炎

● 细菌、病毒等侵入肺里，引起炎症的状态。

症状如何

发热、倦怠

咳、痰

面色潮红、嘴唇青紫、指甲青黑

谵妄

呼吸困难

胸口痛

主要原因

● 支气管肺炎由细菌、病毒、真菌等感染引起的。

● 误咽性肺炎因咽下机能低下，口腔内的唾液、痰、食物等进入气管里，形成误咽。此外，也有可能由胶原病、药剂的副作用等引起。

如何预防

- 注意平衡膳食，补充充足水分。
- 勤漱口、洗手等，预防感冒。
- 保持居室清洁，多换气。
- 保持口腔内清洁，进食时注意不要误咽，像下面插图一样，上身抬起，伸直下巴（预防误咽性肺炎）。

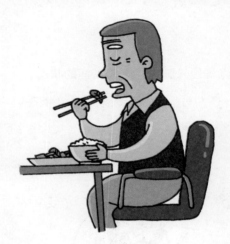

看护更进一步

　　高龄者即使不出现发热、咳嗽出痰的症状，也可能引起肺炎。要注意他们平时的变化，如是否没有精神、食欲不振、发低烧等。

慢性闭塞性肺病

- 支气管、肺泡等发生问题的疾病，不能很好地吐纳呼吸，引起呼吸困难。
- 与哮喘有所区别，慢性闭塞性肺病在高龄者阶层多发。
- 分为气肿型（肺气肿）和非气肿型（慢性支气管炎）。

症状如何

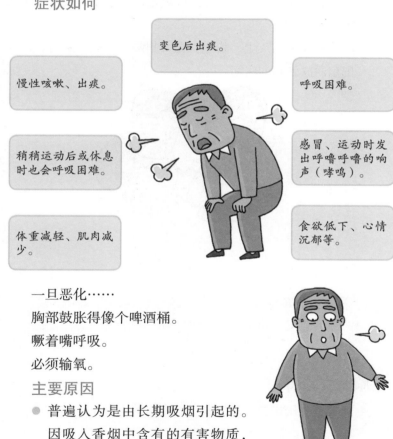

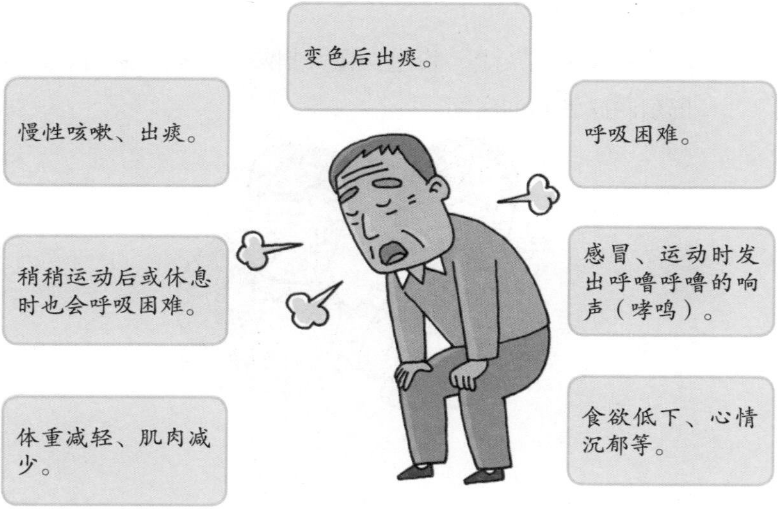
变色后出痰。
慢性咳嗽、出痰。
呼吸困难。
稍稍运动后或休息时也会呼吸困难。
感冒、运动时发出呼噜呼噜的响声（哮鸣）。
体重减轻、肌肉减少。
食欲低下、心情沉郁等。

一旦恶化……

胸部鼓胀得像个啤酒桶。

噘着嘴呼吸。

必须输氧。

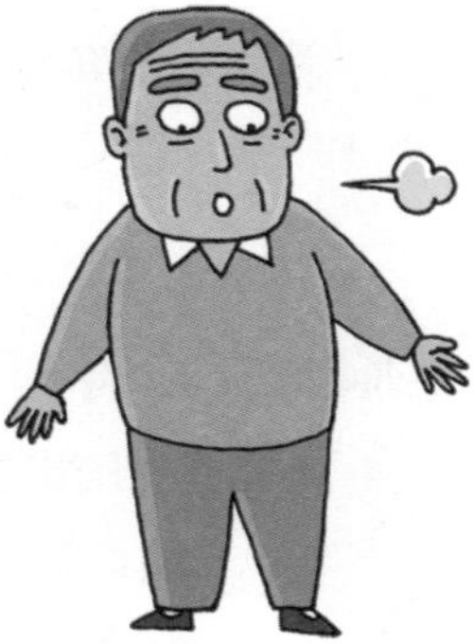

主要原因

- 普遍认为是由长期吸烟引起的。因吸入香烟中含有的有害物质，在支气管（空气的通道）、肺泡（进行氧元素交换）上产生障碍。

注意点

- 严重呼吸困难的人只要一天中进行几次正确的腹式呼吸就能察觉到效果。看护人也可以一起做。

- 在吸氧的时候，要定期确认吸氧量是否适量，吸入是否顺畅。

- 注意不要吸入灰尘、粉尘，在大扫除、更换寝具时，要先把东西放到别的房间。

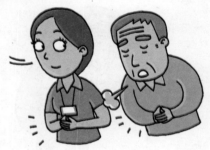

看护更进一步

因为病情容易恶化且难以改善，所以尽量摆舒服的姿势。仔细观察是否有积痰。

脑血管障碍

- 脑梗塞、脑出血、蛛网膜下腔出血的总称（也称中风）

脑梗塞·脑血管堵塞，细胞营养、氧元素不足的疾病。

脑出血·脑血管破裂出血的疾病。

蛛网膜下腔出血·脑表面被覆盖，蛛网膜下腔面出血的疾病。

症状如何

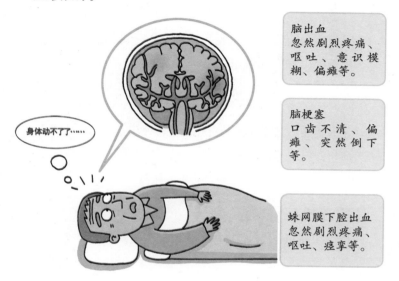

脑出血
忽然剧烈疼痛、呕吐、意识模糊、偏瘫等。

脑梗塞
口齿不清、偏瘫、突然倒下等。

蛛网膜下腔出血
忽然剧烈疼痛、呕吐、痉挛等。

身体动不了了……

主要原因

- 脑梗塞主要分为以下三种。

腔隙性脑梗塞·因细小血管堵塞而引起的轻微脑梗塞。

粉瘤血栓性脑梗塞·脑的粗动脉上动脉硬化、发生血栓，血管堵塞而引起的脑梗塞。

心原性脑梗塞·心脏里产生的血栓通过颈动脉在脑的粗动脉上堵塞所引起的脑梗塞。

- 脑出血通常认为由高血压引起。

- 蛛网膜下腔出血是由脑动脉瘤破裂等引起。

如何预防

- 治疗高血压、脂质异常症、糖尿病、心脏疾病等。

- 控制吸烟及大量饮酒。
- 注意不要摄取过多盐分，平衡膳食。
- 避免精神压力和急剧的冷暖温差。
- 因为容易再发，平时要注意观察由于降压药引起的副作用是否突出和有无脱水症状等。

看护更进一步

平时要留心被看护者的变化，观察他们是否有在疾病发作前的症状，例如，容易丢三落四、说话不流利、走路磕碰等。

骨质疏松症

- 骨组织量低下，骨头内部空隙很多的疾病。
- 高龄女性多发。

症状如何

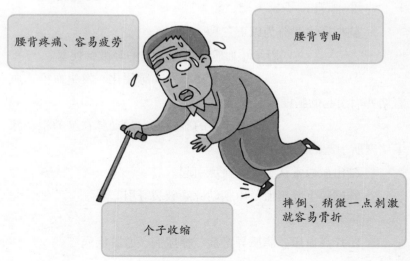

腰背疼痛、容易疲劳

腰背弯曲

个子收缩

摔倒、稍微一点刺激就容易骨折

102

主要原因

- 随着年龄增加，骨骼形成所必需的钙元素的吸收低下。
- 闭经后骨量急速下降、体重减轻、遗传等个人原因。
- 偏食、精神压力、运动不足、饮酒、吸烟等生活习惯。
- 胃切除、闭经前卵巢切除、糖尿病、甲状腺机能亢进症、高钙尿症、类固醇剂的副作用、肾不全、关节风湿病等。

如何预防

- 1日摄取600~800mg以上的钙（乳制品、小鱼、海藻类、大豆制品等）。

  摄取例子·酸奶200ml、鱼3~4条、牛奶200ml、豆腐2~3块等，每种食品在一次饮食中摄取。

- 钙和维生素D、蛋白质一起摄取，吸收更快。
- 加工食品中含有的磷元素会妨碍钙的吸收，尽可能控制。
- 定期测定骨密度。
- 适度做些例如慢跑这样的运动（晒日光浴也会增加钙的吸收）。

看护更进一步

长时间躺在床上会恶化骨质疏松症，尽量起身多走动，不要一直躺在床上。

变形性膝关节症

● 因膝关节软骨磨损、肌力低下而引起的骨骼炎症、变形疼痛的疾病。

症状如何

膝关节疼痛膝盖弯曲伸展受限

膝盖无法伸屈、肿胀

关节积水、吱嘎作响

膝关节肥大

O形腿

走路时膝盖朝外侧晃动

一旦恶化可能导致步行困难

主要原因

一次性·随着年龄增长而产生的肌肉衰弱、肥胖、勉强动作等许多因素综合而引发。女性偏多。

二次性·膝盖周边关节软骨损伤、韧带/半月板损伤、膝盖骨脱臼、关节风湿病等受伤、疾病引起。

需要如何应对

● 注意不要给关节负担，小心过于肥胖。

● 每天摄取800mg以上的钙。

● 为了顺畅关节，让血液流通，要进行适度散步等。散步时要穿合脚的鞋。

● 利用护膝等保护膝盖，防止受寒。

● 在医疗人员的指导下，进行一些下肢运动。例如，坐在椅子上膝盖伸直，单脚抬起等动作。

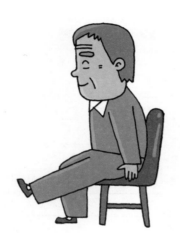

看护更进一步

　　·多食用大豆、海带、裙带菜、芝麻、乳制品、小鱼、小松菜等含钙量多的食物。

　　·使用步行辅助工具的时候，要定期检查辅助工具。因为一旦辅助工具不适合人体，就会使症状恶化。

感染症

● 细菌、病毒等侵入人体内，增殖后引起的疾病。

容易患上的感染症有

慢性病毒感染症 (感染性肠胃炎)
症状 恶心、呕吐、腹痛、腹泻等。
流行时期 冬季。
应对 补充水分等。
预防 洗手、保持调理器具清洁、食物充分加热、卫生间消毒等。

疥癣 （由疥虫引起的皮肤病）
症状 在指间、阴部、腋窝等处出现湿疹，并伴有剧烈瘙痒。
流行时期 无明显时期。
应对 服药、涂抹药膏等。
预防 （大扫除、除湿等）。

流感
症状 高热、发冷、全身无力、咳嗽等。
流行时期 冬季（注意干燥）。
应对 服药、补充水分等。
预防 接种疫苗、洗手、加湿等。

O-157感染症 （感染性肠胃炎）
症状 腹痛、腹泻、血便等。
流行时期 夏季。
应对 服药等。
预防 洗手、保持调理器具清洁、食物充分加热等。

B型肝炎、C型肝炎
症状 全身无力、发热等。
流行时期 无明显时期。
应对 服药等。
预防 勿接触感染者的血液或体液。

肺结核
症状 咳痰、全身无力、食欲不振等。也可能无症状。
流行时期 无明显时期。
应对 服药等。
预防 定期进行健康检查。

注意点

- 洗手是预防感染症的基本手段。因使用固体肥皂容易感染，所以用洗手液仔细洗手。

- 对感染者的呕吐物、排泄物、衣服等进行处理消毒时，要穿戴口罩、眼镜、白大衣（围裙）、手套等。

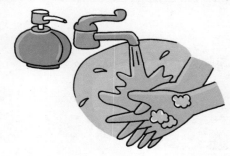

看护更进一步

> 根据感染症的不同，预防、消毒等应对方法也不同。要提升自己对各种感染症知识的了解。

脉律不齐

● 平时的心脏跳动处于不稳定状态。

因信号不能正确传给心脏引起。

● 有频脉（脉搏100次/分以上）、徐脉（60次/分以下）、期外收缩（脉律失常）三种。

症状如何

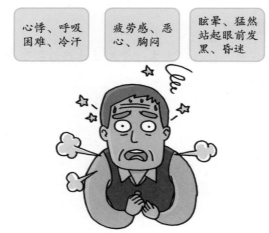

心悸、呼吸困难、冷汗

疲劳感、恶心、胸闷

眩晕、猛然站起眼前发黑、昏迷

主要原因

● 随着年龄增长，身体变化、自律神经系统等平衡破坏而引起。

● 心肌梗塞、心肌症、高血压等。

● 肺病、甲状腺疾病等。

● 饮酒、吸烟、睡眠不足、疲劳、精神压力、体质等原因。

如何预防

● 注意精神压力，不要活动过多，调整生活习惯。

● 减少吸烟、饮酒等不良嗜好，平衡膳食。

注意点

● 外出前，一定要先测量一下脉搏，确认有无异常。

● 植入心脏起搏器后，除了要定期检查，还要注意不要过于接近会发射电磁波的机器。看护者也要注意居住环境和外出地点。

看护更进一步

作为诊断，把握日常生活中测量脉搏的数值会有助于发现异常。

尿路感染症

● 细菌进入尿路（尿液从肾脏到尿道的通道）引起的炎症。

● 有肾盂肾炎、膀胱炎、尿道炎等。

症状如何

腰痛、高热、尿液混浊等（→急性肾盂肾炎）	倦怠、微热、残尿感等（→慢性肾盂肾炎）
排尿时疼痛、尿液混浊、血尿、频尿等（→膀胱炎）	排尿痛、尿道口排脓等（→尿道炎）

主要原因

● 因憋着尿意、水分摄取不足等原因，肠内细菌（大肠菌等）进入外尿道口。

- 针对感染免疫力低下。
- 肿瘤、结石。

如何预防

- 注意下半身不要着凉，适度运动身体。
- 平时多补充水分。
- 不要过于忍着尿意。
- 注意平衡膳食，调整通便。
- 排尿、排便后，擦拭阴部到肛门。
- 不要使用不必要的尿布。不要留置不必要的导管。

注意点

- 如果有细菌就必须用抗菌剂治疗。排尿时如果感到异常，要去医院接受尿检。
- 女性、使用膀胱留置导管的人特别容易感染，如果感到稍稍有发热、炎症的症状，必须立即接受诊治。

看护更进一步

因为容易再发，所以即使是不洗澡的日子也要对阴部进行清洁擦拭、更换内衣等。

肾功能不全

- 随着肾机能极端衰竭，肾脏的过滤机能低下，代谢物不能全部排泄的状态。
- 有慢性肾衰竭（很难痊愈，一旦恶化必须透析）、急性肾衰竭（治疗可能痊愈）。

症状如何

皮肤变黑	身体浮肿	出现高钾血症的症状
贫血	血压升高	手脚麻痹、嘴巴僵硬、恶心、倦怠、呼吸困难等
	容易骨折	病情严重时，会出现尿毒症症状
		脉律不齐、血压低、心力衰竭等

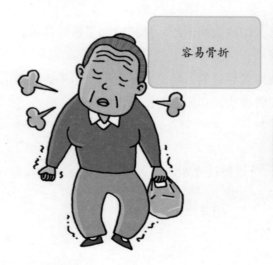

主要原因

急性肾衰竭·出血、因烫伤脱水、酒精过量、尿路闭塞等。

慢性肾衰竭·因急性肾炎、糖尿病性肾炎、慢性肾炎等病的恶化引起肾机能低下。

如何预防

- 注意避免脱水，勤补充水分。
- 适度做些运动，例如散步。血液循环会好起来。
- 预防糖尿病、高血压，一旦发现患病切实治疗。
- 不要忍着尿意。

注意点

- 市场上销售的强效解热镇痛剂有副作用，可能会使肾脏恶化。用时，首先要和主治医生商量。
- 注意每天的尿量、次数、颜色。确认尿量有无减少。

看护更进一步

进行食物疗法时，要把握一天摄取的卡路里、盐分、钾元素等。另外，一旦限制水分，就容易便秘。要注意多摄取纤维多的蔬菜、海藻类食物。

帕金森病

- 因脑里的神经传达物质多巴胺减少而发病的进行性神经变性疾病。

- 长期缓慢进行。

震颤
手指、手、腕、脚、颌等震颤。

不动
反应迟缓、动作僵硬。眨眼减少、表情僵硬。

肌肉固缩
肌肉僵硬。颤抖，感觉关节松动。

姿势反射障碍
起立时无法保持姿势，容易倒下。

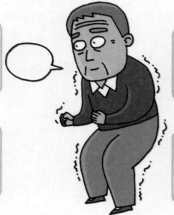

小幅步行
步子零碎、小碎步。

向前弯曲的姿势。

便秘、排尿障碍。

做事积极性低下、出现幻觉、妄想等精神症状。

咽下障碍
（参照P134）

发音障碍
说话口齿不清。

主要原因

- 多巴胺减少，导致指挥人体顺利进行运动的大脑的指令无法传递给肌肉。

114

注意点

- 步行时，注意不要突然从患者背后发出声音打招呼，否则可能会使他们跌倒。

- 慢慢地进行翻身、站立、坐下、步行等动作，维持ADL（日常生活动作），防止长病不起。

- 确认是否按照处方服用药物。

- 做按摩或听治疗音乐也是有效果的。创造一个能够放松的环境，不急躁、循序渐进地照看病人。

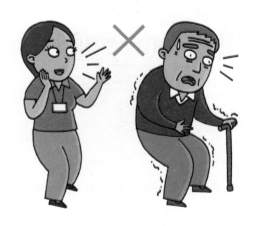

看护更进一步

　　病情恶化时容易出现向前弯腰的姿势。看护人可以考虑和患者一起把两手交叉放在脑后做扩胸体操。学会利用日常服务、康复设施等能够帮助患者运动的环境。

老年皮肤瘙痒症

● 因皮肤干燥引起身体各部位瘙痒的疾病。

● 发病部位大多在胳膊、脚上等，背部、腹部也会出现。

日常生活中需注意：

保持定量、定次服用药剂或涂敷药膏

因电热毯会助长皮肤干燥，要避免使用电热毯

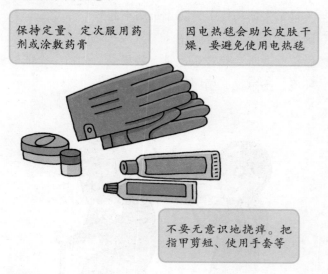

不要无意识地挠痒。把指甲剪短、使用手套等

主要原因

● 随着年龄增加，保持皮肤水分的机能低下。

● 高温、湿度等环境因素。

● 使用化学纤维的衣服。

● 也有药物、内脏疾病等原因。

如何预防

● 避免刺激性材料的衣服。

● 避免食用与使用让人产生瘙痒的食品、化妆品、药品、内衣、尿布等。

- 避免室内干燥。

- 温度一旦升高，瘙痒、炎症容易加重。要避免热水澡。入浴后，用刺激性小的保湿剂涂抹全身皮肤。

注意点

- 入浴、清水擦拭时，用刺激小的洗涤剂，不要用力揉搓。

- 避免使用质感硬的床单等寝具，把褶皱的地方展平，不要摩擦。不要引起皮肤负担。

看护更进一步

> 因为糖尿病、肾衰竭等的疾病、精神压力，或者食品、药品也可能成为这种病的主要原因，要和医生商量。

白内障/绿内障

- 白内障眼中的晶状体浑浊，无法看清的疾病。

- 绿内障眼压上升，无法保持正常机能，视神经障碍，视野有缺损的疾病。

症状如何

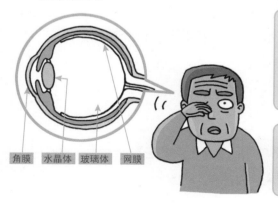

角膜　水晶体　玻璃体　网膜

白内障
感到汽车的前照灯很晃眼。看起来像有一层雾一样（雾视）。看起来模糊，有两重、三重像。

绿内障
有一部分视野欠缺（视野狭窄）。恶心、头痛、眼痛。

主要原因

- 白内障：随着年龄增加，晶状体会浑浊。糖尿病人要特别注意。

- 绿内障因视神经乳头部的视神经障碍引起。此外，近视者、低温/低血压/寒证、血液流通不畅的时候也会引发障碍。

需要如何对应

- 确认有无眼痛、头痛、视野狭窄等情况。

- 用大号字体在每袋药剂袋里记下何种药是什么形状、该吃几粒等。

- 被看护者自己穿衣服时，要事先在衣服上做上容易分辨衣服前后的记号。

注意点

- 白内障的手术有可能是一天就好的小手术。手术后要注意预防感染，留意清洁护理。

- 高龄者有可能自己患有绿内障而不自知。因此，要不时让他们单眼闭上，确认一下有无视野狭窄的情况。

- 在医生指导下往眼中点眼药水的时候，为了让结膜、角膜更好地吸收药水，看护人这时要按着泪道。

看护更进一步

患者有视觉障碍时，看护人要尽量使用听觉、嗅觉、触觉来代替视觉信息。

听力障碍

- 老年耳聋随着年龄增加，耳朵很难听到声音的状态。特别是高音域的听觉低下。
- 突发性耳聋没有任何先兆，突然很难听到声音的状态。
- 耳垢栓塞：耳垢大量积存，堵塞外耳道的状态。

症状如何

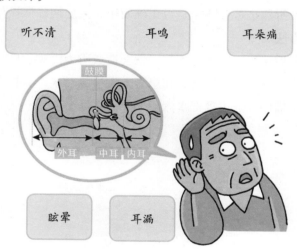

★伴有眩晕、耳鸣时，很可能患有美尼尔氏综合征。

主要原因

- 年龄增加、疾病的合并症（高血压、糖尿病等）、精神压力、药物副作用、头部受到冲击等。
- 有外耳到鼓膜的伤害（声音很难传导的传音性耳聋）、内耳到听觉神经的伤害（很难感知声音的感音性耳聋）、两者混合型这三种类型。

需要如何对应

● 慢慢地压低声音说话。

● 利用有文字、图画的卡片。

● 看着对方的眼睛，不要发出太大的声音，用让对方能读懂的口形清楚地发音。

注意点

● 助听器是否合适、是否正确使用，要定期确认操作、管理方法。

● 耳垢栓塞一旦放任不管，就会造成听力困难、感到耳朵有闭塞感。为了预防，在患者入浴后等时候，看护人要定期用棉棒、毛巾等把水汽擦干，去除耳垢。

看护更进一步

　　患者因为患有耳聋而容易闷在家，或者被人误当成失智症。因此，看护人要发现符合他们特性的交流方式，坚持积极地和他们交流。

睡眠障碍

- 有难以入睡（入睡困难）、夜间多次醒来（中途觉醒）、早上很早醒来（清晨觉醒）等症状。
- 睡眠和清醒的周期紊乱、昼夜颠倒的症状也存在。

日常生活中需注意

起床时，沐浴阳光

起床后，换衣服

白天适度运动

午觉不要睡过多，大致30分钟以内

就寝前2~3小时前吃晚饭

就寝前，泡个40°以下的温水澡

避免使用难以翻身的柔软的床铺或被子

避免睡在冷、暖气设备的房间

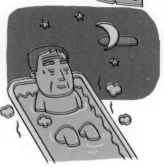

主要原因

- 随着年龄增长而带来的夜间尿频、体温下降等身体变化。
- 身体/精神疾病（帕金森症、脑梗塞、高血压、糖尿病、慢性闭塞性肺病、失智症等）。
- 药物副作用。
- 压力、不安、烦恼等精神的影响。
- 温度、照明、寝具、周围声音等的环境影响。

- 咖啡因、酒精摄取过量。

- 运动不足。

- 与睡眠有关的疾病（快速眼动睡眠行动异常症、睡眠时无呼吸综合征等）。

主要原因

- 即使进行了改善仍无起色时，原因可能是某些疾病引起的。要去医疗机构接受检查。

- 服用睡眠导入剂时，可能会因为副作用感到浑身无力而跌倒，或是精神上对药物产生依赖。看护人要把握药物的种类、数量及病患睡眠时的状态。

看护更进一步

　　从某种程度上说，睡眠时间变短、睡眠变浅是随着年龄增加的自然现象，并没有问题。但是睡眠质量一旦恶化，会导致注意力、记忆力下降，产生焦躁感、抑郁感，增加不安的情绪。所以看护人要注意照料。

抑郁症

● 表现为抑郁状态（情绪低落、忧郁、愁闷）、丧失兴趣、
喜悦、感动的情绪、食欲低下、失眠等症状的精神疾病。

症状如何

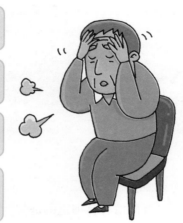

毫无理由地忧郁、情绪低落

自责

身体动作迟钝、倦怠

焦躁感、有厌世想死的心情

睡不着、半夜醒来

容易疲倦、无法集中

对自己感兴趣的事物失去兴趣

主要原因

● 脑中的神经传导物质减少。也有无端产生的情况。

抑郁症与失智症的区别

共同特征 ＼ 名称	抑郁症	失智症
健忘	忽然忘记	长期健忘
对周围人的诉说	把抑郁的心情、健忘等对周围的人强烈诉说	基本不说，或者否定
症状变动	常常抑郁	也有不抑郁的时候
与周围人的关系	失去社交能力，一味责备自己	初看善于交际，基本不会责备自己
交流	能够交流	说话大多前言不搭后语

注意点

- 看护人要怀着同感与之接触、多倾听。避免鼓励或者否定的话语。

- 为了让患者放心，在交流时，可以触碰他们的肩膀、手，顺着他们的话倾听，展现出理解的姿态。

看护更进一步

失智症有时可能与抑郁症症状很难分辨，或两者并发的情况。不要错误判断病情使之恶化。如果发现有异常的地方，立即到医疗机构接受治疗。

褥疮

- 骨头突出，压迫着病情容易加重的部位，引起周边组织坏死。又称压疮。

- 轻度皮肤泛红、糜烂。一旦恶化，皮下脂肪甚至到骨头都会腐烂。

根据伤口表面颜色分类

白色时期	形成白色表皮的状态
红色时期	肉芽组织增加的状态。因轻度摩擦出血
黄色时期	黄色的坏死组织、脓等浮现在表面的状态
黑色时期	坏死组织干燥变硬、变黑的状态

容易生褥疮的部位

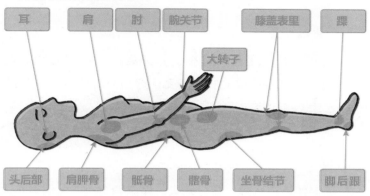

耳　肩　肘　腕关节　膝盖表里　踝

大转子

头后部　肩胛骨　骶骨　髂骨　坐骨结节　脚后跟

主要原因

● 长时间保持同样的姿势睡觉，那个部位的血液流通会变差，伤害皮肤、皮下组织。

如何预防

● 自己不能主动翻身的人要使用分散体压的床垫，每隔两小时变换一次体位。

● 能坐起的人要尽量长时间保持坐起，注意防止骶骨、脚后跟等部位发生褥疮。

● 保持身体清洁、入浴后用保湿剂等来防止肌肤干燥。

● 营养不足也是其中一个很大的原因。要注意平衡膳食，提高免疫力。

注意点

● 看护人要留心病人是否生褥疮，观察他们换衣服时皮肤的状态等。防患于未然很重要。

● 注意沾上黏液的床单或衣服的褶皱、摩擦。另外，注意不要有湿气。

看护更进一步

> 褥疮部位产生的细菌会引起感染症，严重的还会致命。因此不仅要小心皮肤，还要注意伤口的状态（脓、恶臭）、发热等。

中暑

- 高温使体内水分、盐分缺失，体温调节机能无法运作而引起的疾病。

症状如何

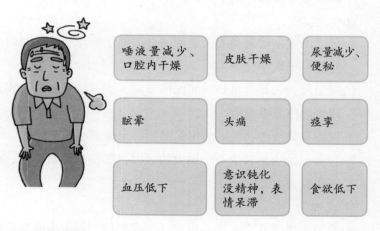

唾液量减少、口腔内干燥	皮肤干燥	尿量减少、便秘
眩晕	头痛	痉挛
血压低下	意识钝化没精神，表情呆滞	食欲低下

主要原因

- 肾机能低下，大量地使用利尿剂而引起体内水分减少。

● 难以感知暑热、口渴，水分补给减少而引起。

对应方法

① 确认生命体征（体温、血压、脉搏、呼吸）。

② 移动到阴凉的地方休息。

③ 用毛巾等包裹着冰块在脖颈、腋窝处冷敷，使体温下降。

④ 喝食盐水（每100ml水中溶解0.9g食盐）或运动型饮料补充水分和盐分。

如何预防

● 尽量一天摄取1L以上的水分。

● 在夏天，即使在屋内也有可能中暑，要经常通风，注意温度（26~28℃）和湿度（40%~60%）。

看护更进一步

喝白开水或热茶等，在体内的水分吸收很慢，很难渗透。尽量补充冷的东西。

便秘

● 好几天不排便或者排便困难等的症状。也有感觉不到便意的情况。

● 一旦恶化，可能引起头痛、腹部鼓胀、皮肤粗糙等。

日常生活中需注意

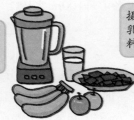

摄取蔬菜、水果、大豆、海藻类等食物纤维。

摄取酸奶、乳酸菌饮料。

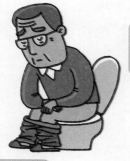

排便时，保持弯腰的姿势，脚后跟着地。

早饭后，定时去厕所。

痉挛、便秘时会有反效果。摄取纤维较少、容易消化的蜂蜜或蔬菜汤比较好。

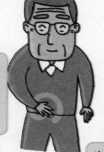

早上喝一杯水。

不要积累压力。

从肚脐开始在腹部上顺时针画圈来刺激肠道。

128

主要原因

- 大肠机能低下使肠蠕动减弱、与排便相关的肌力降低。
- 进食量、水分摄取量的减少，食物纤维不足等。
- 促进排便的反射神经低下。
- 运动不足、压力大等。
- 药物副作用。
- 脑血管障碍、心脏疾病等全身疾病的影响。
- 常用泻药、灌肠等，使感觉便意神经迟钝。
- 尿片不卫生，或因长时间仰卧造成的排泄环境不卫生。
- 肠梗阻、大肠癌、节段性回肠炎等疾病。

注意点

- 看护人要给被看护人创造当他们一感到便意就立刻能上厕所的环境。
- 排便时太过用力可能会导致脑血管障碍或心肌梗塞。所以看护人要特别注意照顾患者排便的时候。
- 如果便秘是因为药物副作用引起的，要和主治医生商量是否需要改变药量、药物种类。

看护更进一步

如果患者很难摄取食物纤维，可以把蔬菜切细后，煮或是做成蔬菜汁喂食。

尿失禁

● 无法控制排尿，尿液不自主地流出。

症状如何及原因

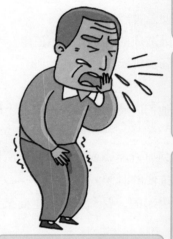

腹压性尿失禁
症状：
咳嗽、打喷嚏、运动时，当腹部受压就会失禁。
原因、
骨盆底部肌肉、尿道括约肌力量变弱。生育次数多的女性多发。

急迫性尿失禁
症状：
突然感到尿意，无法控制而失禁。
原因：
膀胱炎等。

机能性尿失禁
症状：
膀胱没有问题，但因赶不及去厕所而失禁。
原因：
身体动不了，因为失智症找不到厕所。

溢流性尿失禁
症状：
尿液无法顺利排出，从膀胱处溢出。
原因：
前列腺肥大症等。

真性尿失禁
（全尿失禁）
症状：
尿液持续漏出。
原因：
尿道括约肌损伤或机能下降、欠缺等。

需要如何应对

腹压性尿失禁·多做能锻炼骨盆底部肌肉的体操。

急迫性尿失禁·除了做体操、吃药，在房间要放置轻便马桶，穿着易于穿脱的衣服，在生活上下功夫。

机能性尿失禁·明确标示厕所的位置，提前把握排尿状况，读懂患者表情，提早诱导他去厕所。

溢流性尿失禁、真性尿失禁·去医疗机构接受检查、治疗。

★骨盆底部肌肉体操案例

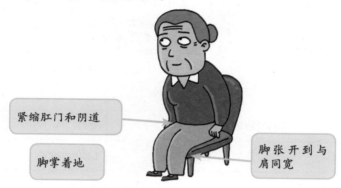

紧缩肛门和阴道

脚掌着地

脚张开到与肩同宽

注意点

● 一般情况下，一天的排尿量在1000~2000ml范围内。超出这个范围的就是多尿。仔细观察排尿次数等。

● 要理解高龄者容易产生尿失禁的情况。不要伤害他们的自尊心，注意在他们失禁后仔细照顾并考虑周围的情况。

看护更进一步

根据失禁程度不同，也有可能引起尿路感染或肾机能障碍。看护人要利用排泄看护日志等，把握患者每天的排尿状况，以便能够预先向专业医生汇报患者情况。

营养低下

● 营养状态不好。高龄者常因蛋白质、能量不足，缺少营养的问题受到关注。

症状如何

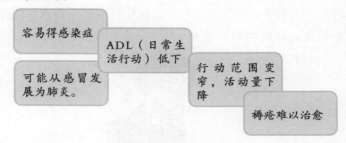

容易得感染症

可能从感冒发展为肺炎。

ADL（日常生活行动）低下

行动范围变窄，活动量下降

褥疮难以治愈

70岁以上，一天的摄取量	男性	女性
能量/cal	1850~2200	1450~1700
蛋白质/g	60	50
钙/mg	700	600
铁/mg	7.0	6.0
食物纤维/g	19以上	17以上

★身体活动水平Ⅰ（低）～Ⅱ（普通）的必需量。

水平Ⅰ在生活中的大部分时间都是坐着度过，以静止的活动为中心。

水平Ⅱ主要也是坐着活动，稍微进行一些移动、购物和轻微运动等。

·引用自厚生劳动省《日本人的饮食摄取基准》（2010）

主要原因

● 因为食欲低下、摄食/咽下困难、唾液分泌量减少、消化机能或味觉低下、假牙不合适等，食物摄取量减少。

● 高龄者独居时，饮食上容易营养不均衡。在家闭门不出会
导致食欲低下等。这是环境、精神上的重要原因。

注意点

● 难以进食时，可以把食物煮/蒸软或做成小的肉丸形状，
去除鱼刺，用菜刀切成条状等。在制作料理上下功夫。另
外，也可以使用一些辅助咽下的营养辅助食品。

● 把握咀嚼力、咽下力等，考虑符合标准的菜单。

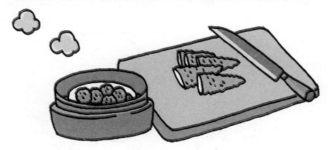

看护更进一步

尽量每日摄取肉、鱼、蛋、大豆制品等蛋白质丰富的食物。

咽下障碍

- 水分、食物从嘴输送到咽喉、食道、胃的过程中出现问题，发生噎到或吞咽困难的现象，这就是咽下障碍。

- 咽下障碍一旦持续，可能会产生窒息、误咽性肺炎、营养不足、脱水等，危及生命。

症状如何

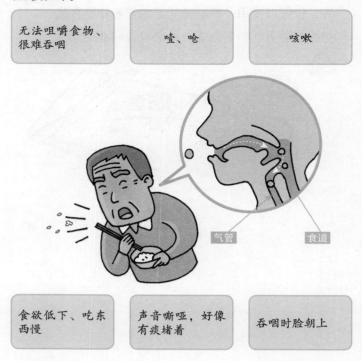

无法咀嚼食物、很难吞咽	噎、呛	咳嗽

食欲低下、吃东西慢	声音嘶哑，好像有痰堵着	吞咽时脸朝上

气管　　食道

主要原因

- 由于年龄增加或帕金森症、脑血管障碍等疾病，食物在体内通过时运动出现问题。

- 因口腔炎、牙周病、食道炎等，在食物通过部分产生

134

问题。

- 由于忧郁症、神经性胃炎等。
- 药物副作用。

需要如何对应

- 进行口腔护理（参照P65）,确认假牙的情况。
- 进行能够促进唾液分泌的口部体操、进食或咽下训练。
- 在食物形态上下功夫（做成稠糊状、做软等），避免使食物残留在口中。
- 食材装盘、器皿、香料等也需要注意，使用时搭配好能引发食欲。
- 进食时一口的量要少一点，观察口腔内、咽喉的运动，并且先确认患者吞咽好后再让其食用下一口。
- 看护人必须要坐在一边辅助患者进食，一边确认他们的咽下状态。

看护更进一步

　　在轮椅或床上进食时，因为弯着背比较容易咽下食物，所以要先让患者坐在牢固的椅子上，尽量让患者伸直背骨，稍微弯着腰进食。

寒证

● 身体其余部分即使暖和，但是手脚等末端、腰部是冷的。

症状如何

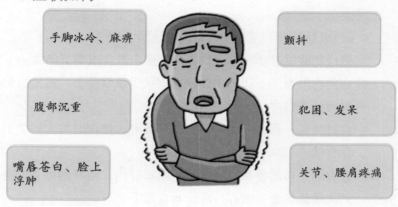

手脚冰冷、麻痹

颤抖

腹部沉重

犯困、发呆

嘴唇苍白、脸上浮肿

关节、腰肩疼痛

主要原因

● 随着年龄的增加，血液循环、新陈代谢、脂肪燃烧等机能低下，自律神经失调。

● 高龄者保持体温的机能下降，几乎不能感觉到寒冷，身体始终在低体温状态。

如何预防

● 就寝前洗手、泡脚，做些散步之类的简单运动（脚跟抬起放下，坐在椅子上大腿抬起等），促进血液循环。

● 为了不让手脚、脖子冰凉，要活用袜子、围巾等防寒物品。

● 不洗澡的日子，看护人要搓揉患者手指、脚趾，促进血液循环。

● 用捣碎的生姜汁加热做成生姜汤喝下能温热身体。但是生姜汤刺激性比较强，要适量。

看护更进一步

在高血压、动脉硬化、糖尿病等疾病的基础上如果寒性加重，可能会使病症恶化。这种病人要特别注意，不要让他们着凉。

发热

- 体温超过37.5℃的状态（37.0~37.5℃为微热）。

分为中热（37.5~38.5℃）、高热（38.5℃以上）。

- 因为中暑等外在原因导致的体温偏高称为闷热。

伴随发热产生的症状

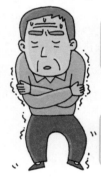

恶寒、战栗

不热却出汗

脸上发热、眼睛湿润、嘴唇干燥

食欲不振、恶心

头痛

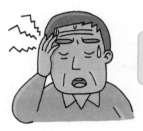

皮肤苍白、发冷

意识模糊、体力下降

主要原因

- 因感冒、肺炎、流感等感染症。
- 食物中毒、膀胱炎、胶原病、恶性淋巴瘤、白血病等疾病。
- 体温调节中枢异常、外伤、中暑等。

需要如何应对

- 良好通风，使室内保持适宜的温度，不要使用太厚实的寝具。
- 用冰或冷水、冷湿布敷在额头、后脑勺、耳下、腋下。

★ 注意不要敷肩膀、脖子。

- 出汗后及时换衣服。
- 多补给水分。
- 无法摄取水分时，去医疗机构检查，立刻进行输液。

注意点

- 高龄者可能会因中暑脱水引起发热。帮他们规定好一天的喝水量，尽量督促他们补充水分。

看护更进一步

即使不发热皮肤也很干燥时，有可能中暑了。这时，请按照中暑的处理方法先进行处理。

138

腹痛

- 腹部感到疼痛。是因为消化器官、泌尿器官、妇科领域、血管、肌肉、腹膜等腹腔内的器官变化引起的。
- 也可能因为其他部位患病影响而产生疼痛。

伴随腹痛产生的症状

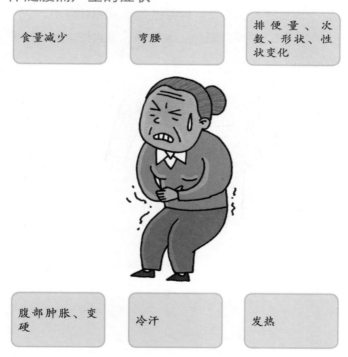

食量减少

弯腰

排便量、次数、形状、性状变化

腹部肿胀、变硬

冷汗

发热

疼痛部位对应的疾病

①整个腹部·腹膜炎、肠梗塞、急性肠炎、过敏性肠症等。

②右上腹部·胆结石、胆囊炎、十二指肠溃疡等。

③中上腹部·食道炎、急性胃炎、胃溃疡、十二指肠溃疡、胃癌、急性胰腺炎、心肌梗塞等。

④左上腹部·胃溃疡、急性胰腺炎等。

⑤脐部·肠梗塞、急性胰腺炎、急性肠炎。

⑥右下腹部·急性阑尾炎、结肠憩室炎、急性胆囊炎、右腹股沟部疝气、肠梗塞、卵巢囊肿蒂扭转症等。

⑦下腹部·急性大肠炎、大肠癌、结肠憩室炎、肠梗塞、过敏性肠症、虚血性大肠炎、前列腺肥大症、尿闭等。

⑧左下腹部·急性大肠炎、大肠癌、虚血性大肠炎、卵巢囊肿蒂扭转症等。

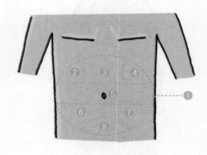

看护更进一步

高龄者对疼痛的感觉不敏感，有可能察觉不出腹痛。看护人要特别注意观察他们的饮食量、姿势、排便、表情、疼痛的部位等。

腰痛

- 腰部疼痛。

日常生活中需注意

> 不要给腰部带来负担，注意体重

> 步行时，尽量摆正姿势

> 使用腰痛皮带等

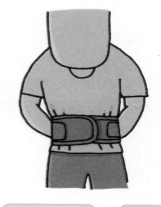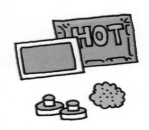

> 按摩促进血液循环

> 不要长时间保持一个姿势

> 通过洗澡、使用暖炉、针灸等加热腰部

主要原因

- 因长时间姿势扭曲、运动不足等引起的肌肉紧张、血液循环恶化。
- 精神上的压力。
- 伴随着年龄增加，骨头、肌肉、关节等的老化（骨量、水分的减少）。
- 椎间盘疝气、变形性脊椎症、脊柱管狭窄症等疾病。
- 肾脏结石、尿管结石、大动脉瘤、妇科疾病、恶性肿瘤等疾病。

- 有偏瘫、坐骨神经痛等疾病的患者，如果不管这些有问题的部位，由于姿势不正确可能会加重腰部疼痛。
- 急性腰痛症（闪腰）是由椎间炎症引起的。

注意点

- 疼痛得厉害的时候不要勉强自己。在疼痛减轻后再进行散步、体操等运动。
- 要避免正坐、盘腿坐或长时间站着、坐着或腰直起到一半的姿势。
- 在辅助患有偏瘫、坐骨神经痛等病的患者走路时，看护人员要尽量注意让患者保持正确的姿势，扶着他们的腰等，使他们保持平衡再行走。

看护更进一步

检查床的高度、凹陷程度以及拐杖、轮椅、饭桌、椅子的高度和材质等。定期确认这些是否给患者的腰带来负担。

驼背

- 由于老化，胸椎、背骨组织损坏，腰变弯曲后，背呈圆形的状态。

症状如何

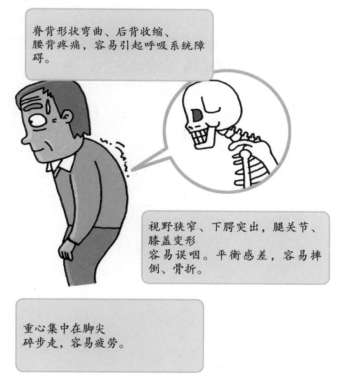

脊背形状弯曲、后背收缩、腰背疼痛，容易引起呼吸系统障碍。

视野狭窄、下腭突出，腿关节、膝盖变形
容易误咽。平衡感差，容易摔倒、骨折。

重心集中在脚尖
碎步走，容易疲劳。

主要原因

- 随着年龄增加，由肌力低下、椎间盘变形、周围的韧带松弛、骨质疏松症引起背骨变形等。特别是因为闭经，女性荷尔蒙减少而引起骨量降低的女性多发。

如何预防

● 注意挺胸、伸直脊梁。

● 稍微快步进行散步。

★ 感到膝盖疼痛、呼吸困难的人需要咨询主治医生。

注意点

● 走路时感到疼痛或步行困难的时候，要使用腰痛皮带、拐杖、步行器等辅助工具。尽量减少背骨、腰的负担。

● 驼背容易引起误咽，要在进食时注意照料。

● 把轮椅的椅背放松，能让驼背患者坐起来比较舒服。

看护更进一步

姿势在不注意的情况下容易慢慢变形，矫正就会很难。要在平时生活中多加注意，适度做些向后反弓的体操、运动。

浮肿

● 在细胞外组织间，水和钠元素过剩的状态。

出现在很多部位。有局部性浮肿和全身性浮肿两种。

伴随浮肿产生的症状

按压肿胀部位后不恢复原样

长时间浮肿（以几天为单位）

体重急速增加

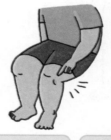
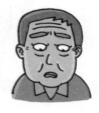

排尿不易

在坡道、台阶上呼吸困难

脸、眼皮、下肢(脚)浮肿

浮肿部位对应疾病

①脸、眼皮·肾病等。

②腹部·肝变硬、慢性腹膜炎、慢性收缩性心膜炎等。

③脚·因运动不足引起的血液流通不畅、血栓性静脉炎、下肢静脉瘤等。

④全身·营养障碍、内脏疾病（心脏病、肾病、肝病等）。

⑤脊背·充血性心力衰竭、急性心膜炎等。

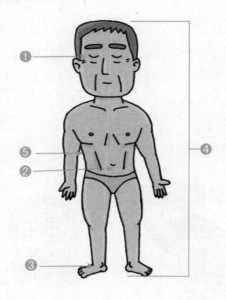

如何预防

- 不是上述疾病引起而只是日常生活中腿脚浮肿，是可以通过适度运动预防的。可以做一些散步等的运动。
- 就寝时，在脚下垫上垫子，把脚垫高。

看护更进一步

　　因疾病引起的浮肿表现形式各异，看护人要在平时生活中多注意观察。这点很重要。

146

谵妄

- 意识障碍的一种，表现在注意力分散，认知、知觉及言语的变化。
- 发病突然且一天中症状变化频繁。

症状表现

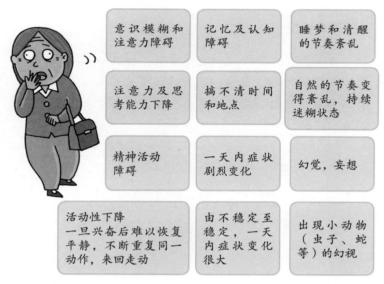

意识模糊和注意力障碍

记忆及认知障碍

睡梦和清醒的节奏紊乱

注意力及思考能力下降

搞不清时间和地点

自然的节奏变得紊乱，持续迷糊状态

精神活动障碍

一天内症状剧烈变化

幻觉，妄想

活动性下降
一旦兴奋后难以恢复平静，不断重复同一动作，来回走动

由不稳定至稳定，一天内症状变化很大

出现小动物（虫子、蛇等）的幻视

主要原因

身体的原因·脑血管障碍、肾功能不全、糖尿病、脱水、贫血、营养不足、疼痛、药物的副作用等。

心理的原因·对所患疾病的不安，因点滴或导尿管而引起的精神紧张等。

环境的原因·进入养老设施，居住场所的变更等。

必要的应对

- 早晨起床后开窗，让房间晒晒太阳，晚间调整照明强度等，营造舒适的居住环境。

- 在患者身边放置见惯的物品或喜欢的东西，带来安全感。

- 不强行阻止患者行为，多问候，看着对方的脸慢慢说话，温和地触摸等，努力帮助患者恢复意识。

- 仔细了解病症原因并努力参与治疗。

护理升级贴士

谵妄的早期发现、治疗很重要，因此感觉到患者状况与以往不同的话，在确认服药的内容及有无精神压力后，将必要的情况报告给主治医生，并且让患者去医生处接受检查。

第5章　失智症

不同的病因

- 失智症是认知功能的障碍程度远远超过人体老化的程度，影响患者日常生活和交际活动的衰老状态。
- 主要原因分为脑细胞变质、衰亡和脑部疾病等。

失智症的4种类型

阿尔茨海默型失智症
脑部神经细胞急剧减少，失智症由额叶和颞叶的萎缩而引起。
在原发性病患中所占比例最大。

脑血管性失智症
脑血管阻塞、破损等引起的失智症。高血压及动脉硬化等人群易发此类失智症。

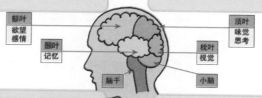

额叶
欲望
感情

颞叶
记忆

脑干

顶叶
味觉
思考

枕叶
视觉

小脑

路易体型失智症
大脑皮层路易体出现蛋白质异常积聚引起的失智症，出现幻视及认知功能障碍，有明显的帕金森病的特征。

额颞叶型失智症
额叶和颞叶萎缩引发的失智症，常见于不满65岁的人群。

其他病因

慢性硬膜下血肿
因外伤导致硬膜特别是膜间血液瘀积（血肿）压迫脑部。 经手术治疗，此类失智症有治愈可能。
正常颅内压脑水肿
脑髓液积聚在脑室而产生压迫。 早期发现并接受手术的话，此类失智症大多可以治愈。
酒精性意识障碍
对酒精的依赖而产生的脑障碍。
颅内肿瘤
肿瘤压迫脑部的部位不同决定是否引起失智症。
多发性硬化症
包覆大脑及脊髓的神经纤维的髓鞘遭损坏，从而丧失神经机能。
甲状腺功能低下症
甲状腺激素分泌不足致使身体功能下降，引发记忆障碍等失智症的症状。

护理升级贴士

　　去专业的医院接受早期诊疗极为重要。一旦对病情有所怀疑，就应该找主治医生或最近的医院，挂号"健忘门诊""老年门诊""神经内科"等。

常见的主要症状

● 失智症的基本症状因人而异，但一定会有一项符合主要症状。

失智症也是由轻度至中度再到重度逐渐恶化的。

主要症状

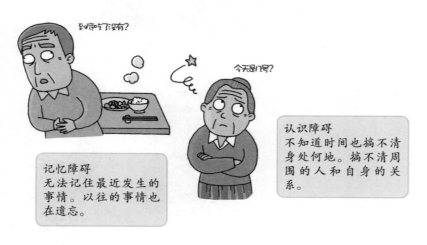

记忆障碍
无法记住最近发生的事情。以往的事情也在遗忘。

认识障碍
不知道时间也搞不清身处何地。搞不清周围的人和自身的关系。

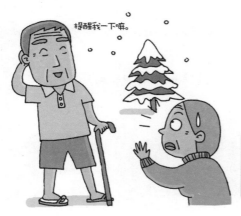

判断力下降
无法有条理地考虑问题。无法做出判断和决定。

151

执行功能障碍
无法制订计划。无法
决定做事的顺序并实施。

失语症
说不出话（运动性失语
症）。无法理解别人的话
（感觉性失语症）。

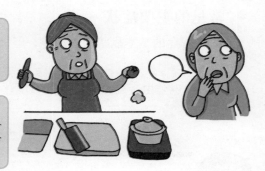

不识症
无法认出理应知道的事
物。（视觉不识症，相
貌不识症，空间不识症
等。）

运动能力丧失
不知道物品的使用方法。
无法做出带目的性的动
作。（不会穿衣等）

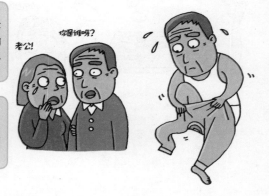

★ 视觉不识症：认不出见到的东西。相貌不识症：无法
认出人脸。

空间不识症：搞不清相对位置关系和距离感。

护理升级贴士

患有失智症后，也并非会遗忘掉所有的事情，因此看
护者要尊重患者的人格，尽量消除其不安和不快，让其感
受到安心和自信。

病情发展后出现的BPSD

- Behavioral and Psychological Symptoms of Dementia简称BPSD，由主要症状派生出的行动障碍及心理症状。也可称呼为周边症状、伴随症状，由环境及人际关系、性格、身体状况等综合原因而引起。

BPSD

主要症状的外圈是常见的BPSD。

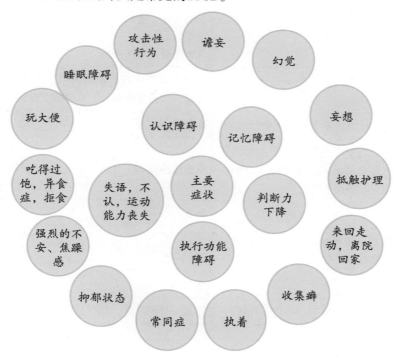

症状表现

谵妄	幻觉
意识清晰度下降。	看见、听见现实中并未发生的事情。
攻击性行为	妄想
突然性暴怒、有时施展暴力。	产生"钱被偷了"等的被害心理。
睡眠障碍	抵触护理
难以入睡，在半夜醒来到处行动，白天睡觉（昼夜颠倒）。	拒绝进食、换衣、入浴。
玩大便	来回走动，离院回家
用手玩捏大便，把粪便弄在墙壁或寝具上。	来回走动寻找自己家或亲属。多在黄昏时说："我要回家。"也称为"徘徊"
吃得过饱，异食症，拒食	收集癖
忘记已经吃过饭而不断地吃；将不是食品的其他东西吃入口中；忘记吃饭而不吃饭。	反复捡拾或购买自认为很重要的东西
强烈的不安、焦躁感	执着
随着失智症症状加重，感觉到不安和焦虑。	执着于特定的人物或物品
抑郁状态	常同症
情绪和气力低下，心情不舒畅。	重复一样的动作，如反复洗手等。

护理升级贴士

　　旁人常常容易把BPSD认为是有问题的举动，但对失智症患者而言是有含义的，因此护理者要探寻其中的原因并考虑改善方法。

阿尔茨海默型失智症/脑血管性失智症

- 对阿尔茨海默型失智症的患者，要理解其因主要症状而导致生活上的困难及不安感。
- 对脑血管性失智症的患者，要重视高血压和动脉硬化的预防并防止恶化。

阿尔茨海默型失智症的特征

- 恶化速度缓慢，随着时间的推移症状会有变化。

轻度健忘期·忘记从几分钟到几天前的事情。

→注意日常生活的护理可以平安度过这个时期。

中度混乱期·不知道时间、地点、人物，无法顺利换衣服。

→日常生活出现多重障碍，BPSD频繁出现。

重度终期·失禁、无法步行、不会说话、不会吃饭。

→日常生活需要全方位护理。

护理的要点

以往昔的回忆、兴趣爱好、家常事及长年从事的活动为题材，试着进行一些聊天或娱乐活动，以保护患者的自尊心。

对抱有东西被盗等妄想的症状不要有反感情绪，而应该采取一起去找回来的感同身受的心态，以聆听者的态度对待患者，让其产生安心感。

调整好生活节奏。

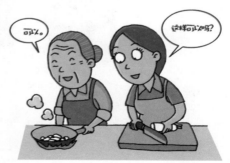

脑血管性失智症的特征

- 随着脑血管障碍不断地发作，失智症的症状也呈现阶段性的恶化及变化。
- 多有步行障碍、下咽障碍、发音障碍、瘫痪，抑郁状态等伴随症状。

护理的要点

患者对认知功能的衰退有自觉意识，容易引发抑郁及情绪低落等。因此要让患者做一些力所能及的事，让其感觉自己还有用。要尽可能让患者到室外去活动。

要防止引起脑血管障碍的高血压及糖尿病等病症的恶化。

调整好生活节奏。

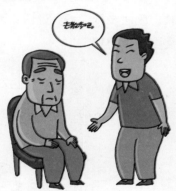

护理升级贴士

护理者要在对失智症的类型、特征及原因都理解的基础上开展日常护理工作。另外，对因主要症状的加深而变得什么都不知道的患者，说明事情要简单易懂，要一起活动，让患者感受到安心和自信。

路易体型失智症/额颞叶型失智症

- 路易体型失智症的患者，其初期症状中记忆障碍并不明显，随着病情的恶化才逐渐显现。
- 额颞叶型失智症的患者，其症状多体现在性格及行动的变化上。

路易体型失智症的特征

- 呈现帕金森病的症状（动作变缓、小碎步步行、易摔倒、走路跨不出第一步等）。
- 出现幻视。
- 一天中认知功能（记忆能力等）变化明显。

护理的要点

患者步行时，护理者站在一边并出声提醒。

出现幻视时，要以委婉的方式给予否定，并安定患者情绪。

为不引起患者的不安感，就寝时不要熄灭灯光，要把照明调暗，播放让人心静的音乐，安排患者使用习惯的寝具等。

为防止患者看错，例如，墙壁和窗帘都采用简单的式样。

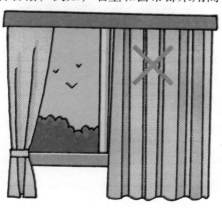

额颞叶型失智症的特征

- 患者人格、性格呈现显著变化。
- 变得难以控制感情。
- 反复重复同一个举动。
- 做事主动性逐渐消失。

护理的要点

发现患者出现以个人为中心的行动时，要在日常生活中陪伴他，寻找共同的话题等，并以患者本人的关注点和兴趣爱好作为谈话的切入点。

当患者反复重复同一举动时，不可强行阻止。另外要让患者多做一些他喜欢的简单劳动，让他感受到充实感和成就感。

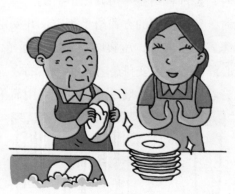

护理升级贴士

看护者陪伴患者看病的，对症状、症状的起始经过，常去的医院及服用药物的名称、以往病历、家庭成员、生活经历、家族遗传等要事先了解，以便能对医生说明情况。

沟通的方法

● 为去除患者的不安，给予其安心感，为建立互相信赖关系而不可欠缺的意思传达。

有记忆障碍的情况

● 准确把握记忆障碍的程度。

● 采取"聆听者""关注者"的姿态。

● 重要的事项要通过书面确认。

● 患者有遗忘的地方，护理者应该不露痕迹地提醒。

● 以患者能记起的事情为话题。

● 倾听患者喜欢的东西、兴趣爱好及关心的事情，让患者感到自信和安心等。

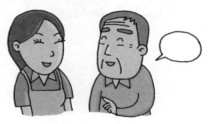

有失语症的情况

● 准确把握患者对语言的理解程度。

● 采取愿意了解患者想法的姿态。

● 谈话应以单一内容顺序进行，能简便传达意思。

● 用可以回答"是""否"的方式来提问。

● 提出的问题要有回答的选项。

● 要重复听到的话以便确认。

● 采用非语言（表情、眼神、身体的朝向、神情、动作等）增进交流。

交流困难的情况

- 握住患者的手，点头。
- 抱住患者的肩、拥抱、抚摩。
- 营造心情愉悦的气氛。
- 听者也要重视非语言（表情、眼神、身体的朝向、神情、动作等）。

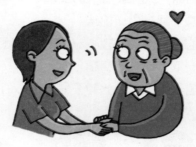

特别要注意

- 要尊重患者。不要否定，而是要理解患者的世界观。
- 要跟上患者的节奏。
- 意思传达要简洁。
- 不可使用对幼儿的语言。
- 找出患者会做的事情并让其动手。
- 要了解患者的经历、习惯、兴趣、喜欢的东西等。
- 营造让人安心的环境等。

护理升级贴士

针对不同对象采用合适的交流方法。

经常和患者打招呼，说说话，以一个不让人感到孤单的团队去守护患者。

日常生活自理能力的确认

● 客观了解老年失智症的程度和相应日常生活自理能力的指标

日常生活自理能力的判定标准

等级	判定标准
I	有一定程度的失智症症状，但在家庭日常生活和社会活动中可以基本自理。
IIa	症状及举动对日常生活产生一定的障碍，有一定的交流困难，但有人助力的话可以自理。
IIa	在户外可见上述II的状态（症状及举动：常常迷路，购物、日常事务、钱财管理等出现明显失误等）。
IIa	在家里也可见上述II的状态（症状及举动：无法管理自己的服药，不会电话交流、也不会应对访客等，不能单独留在家中）。
IIIa	症状及举动对日常生活产生障碍，常有交流的困难，有护理的必要。
IIIa	白天基本处于上述III的状态（症状及举动：换衣服、吃饭、排便不能顺利完成或花费很长时间，随便把东西放入口中，捡拾并收集物品，徘徊、失禁、大声或怪声叫喊，忘记灶具熄火，行为猥琐，性行为异常等）。
IIIa	夜间也基本处于上述III的状态，症状同IIIa。
IV	症状及举动对日常生活产生障碍，交流的困难频繁出现，有必要护理陪伴。
V	有明显的精神症状或BPSD即可见严重的身体症状，需要接受专业医疗（症状及举动：谵妄、妄想、亢奋、自伤、伤人等精神症状或由精神症状引起的问题举动不断持续）。

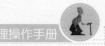

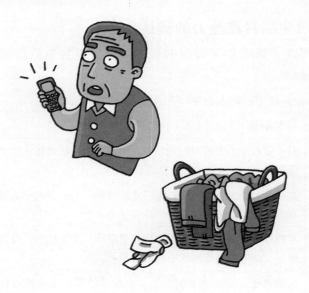

护理升级贴士

护理者应尽量让患者到户外活动，与近邻加强交流等，并依靠区域内服务网络，努力抑制失智症的恶化，维持患者现状。

第6章　药品

药物的功效和作用
药物在体内主要吸收、分解、排泄的途径

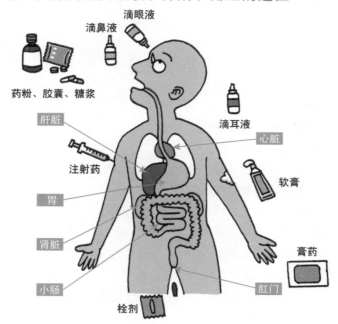

滴眼液

滴鼻液

药粉、胶囊、糖浆

肝脏

注射药

胃

肾脏

小肠

滴耳液

心脏

软膏

膏药

肛门

栓剂

药粉、胶囊及糖浆等（内服药）

经由口腔入胃，通过小肠吸收进入血液；之后再经由肝脏到达心脏，进而散布全身。药物在体内循环后再次循环回肝脏被分解，和大便或尿液一起排出体外。

续表

栓剂（外用药）
经由肛门等黏膜部位被人体吸收。
软膏、滴眼液、膏药等（外用药）。
经由皮肤及黏膜等从创口直接进入人体。
注射药
因其穿透皮肤、肌肉组织直接进入血管，所以比内服药更早发挥功效。

年龄增长带来的影响

- 唾液及胃酸的分泌，肠蠕动能力等下降
→ 药物消化、吸收逐渐困难。
- 人体脂肪量增加，水分在减少
→ 药效变强。
- 肝功能下降
→ 药物在体内分解困难。
- 肾脏功能下降
→ 药物不易排出体外，使药物的血浓度不易降低。
- 药物的剂量和种类的增加
→ 药物发生相互反应，使药效发生变化。
- 记忆功能、视力及听力的下降
→ 易引发错服、漏服。

药物的副作用

- 服用药物的同时也会产生和治疗目的相违背的作用，进而危害健康。
- 药物的种类及用量因服药人个体差别，会出现诸如谵妄、身体行动困难、急性发病、发热，呕吐感、痢疾、出冷汗、关节痛、血尿、血便、倦怠感、无力感等现象。

护理升级贴士

　　自由决定停服药物或减量服用，不但会使药效不能充分发挥，而且有时会危及生命，因此在护理工作中要让患者坚持遵从医嘱服药。

药物的种类和服用方法

内服药

药粉、细颗粒、颗粒剂	胶囊	糖浆
通常用水服用，比胶囊或片剂起效快。	通常用水服用，不可去除胶囊只喝下胶囊内的药。	按服用量计量服用，因带有甜味而容易入口。

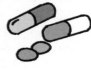

片剂
药片，糖衣片
通常用水服用即可。
口内溶解药
在口腔里依靠唾液溶解。
咀嚼药
在口腔内咬碎服用。
口腔药
在牙龈和脸颊内溶化。
舌下药（不同于普通内服药，由口腔内膜吸收）
置入舌下溶化。

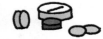

外用药

含片
不吞入腹内，在口
腔内慢慢溶化。

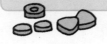

液剂
直接使用或用水稀
释后涂抹

软膏
直接涂抹在皮肤或
黏膜。

滴眼液
通常直接滴入眼
内。

滴鼻、滴耳液
滴鼻液直接喷上鼻
黏膜；滴耳液滴在
耳朵里。

喷雾剂、吸入剂
用于鼻腔及咽喉黏
膜，液体或气体依
靠压力喷出以及直
接吸入粉末。

膏药
贴在皮肤上使用。
包括直接作用于皮
肤表面或肌肉的湿
敷药和由皮肤直接
吸收入血液的经皮
吸收药。

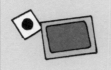

栓剂
直接插入肛门或
腔道。因不刺激
胃肠，适用于经口
腔服药有问题的患
者。比内服药起效
快。

护理升级贴士

　　护理者应该理解患者所服用药物的目的和作用，针对服药
困难的情况，应和医生商量可行的方案或在护理会议上讨论。

服药注意事项

药物和食物应避免同服的组合

| 钙片、降压药 | ＋ | 葡萄柚
酸味较强的果汁和碳酸饮料 |

➡ 有很强的阻碍药物代谢的作用

| 抗血栓药 | ＋ | 纳豆、小球藻食品、大量的黄绿蔬菜等富含维生素K的食品 |

➡ 维生素K会减弱药物的作用

| 抑菌药、抗生素、骨质疏松治疗药 | ＋ | 牛奶、乳制品 |

➡ 有很强的阻碍药物代谢的作用

| 消化道溃疡治疗药、痛风药、支气管扩张药 | ＋ | 咖啡、红茶、绿茶 |

➡ 咖啡因会加强药效

| 帕金森病治疗药 | ＋ | 肝脏，小麦胚芽等富含维生素B6的食品 |

➡ 维生素B6会减弱药效

| 催眠药 | ＋ | 酒精 |

➡ 酒精会加大药效，容易引起副作用

| 强心剂、抗免疫药、抗血栓药 | ＋ | 香辛料 |

➡ 减弱药效

错误的服药方法

● 服药时把漏服的药一起喝下。

● 把药物混入米饭或菜里。

● 咬破胶囊服药。

● 擅自改变服药时间、次数及服药量。

● 用水或开水以外的绿茶、饮料等服药。

● 把中药和西药及营养药同服。

● 服用过期的药物。

● 服用别人送的药和交换来的药。

● 随意停药。

● 空腹服药。

● 在检查前未经医生确认擅自服药。

● 就诊于多家医院，同时服用效果类同的几种药物。

★ 上述的服药方法，不但不能发挥原有药效，反而有可能引起较强的副作用，损害健康。

护理升级贴士

　　不但药物和食物会发生相互作用，药物和药物也会发生相互作用。因此，要同时服用几种药物时，应找主治医生或药剂师确认安全性。

帮助患者服药的方法

护理要点

粉剂、片剂、糖浆等（内服药）

- 应扶起患者上半身以避免药物停留在喉部或食道，在喝水服药后一段时间内保持患者姿态。

- 用糯米纸包住粉剂以防止呛住，也可用啫喱或汤剂帮助咽下。

- 片剂难以咽下时可以将其分成小颗粒。但因有口腔咀嚼药、啫喱类药及细颗粒药，要事先咨询医生。

- 糖浆药等容易呛住，应使用玻璃吸管将药物置入口腔深处，这样更容易吞咽。

- 服药后，特别是对瘫痪患者，要确认药物是否还留在口腔内。

药膏（外用药）

- 涂抹前要先清洁皮肤。

- 使用一次性手套，按规定量涂抹在皮肤上。

★患部的状态和种类不同，涂抹方法和用量也不一样，应遵从医生或药剂师的指示。

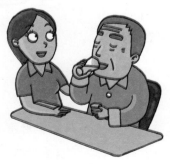

169

滴眼液（外用药）

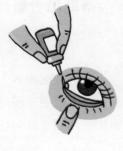

- 让患者头部上仰，用手指轻压下眼皮打开眼睛，在眼角滴入药水。

滴鼻液、滴耳液（外用药）

- 滴鼻液在施药后应让患者头部上仰，让药物遍布鼻腔。

滴耳液使用时让患者把头部横向后滴入。

- 使用后应仔细清洁、擦净容器的前端。

膏药（外用药）

- 要预先清洁皮肤，每次贴的部位不要重复。
- 应在入浴前30分钟揭除药膏，入浴后不可马上贴上。

栓剂（外用药）

- 患者侧卧，在上部的单腿弯至腹部，一边吐气一边放松肛门。

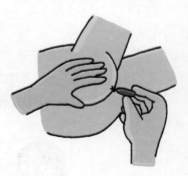

- 捏住栓剂的后部，将细端插入肛门。
- 栓剂给药应在排便后、入浴后，或亦可在就寝前。

护理升级贴士

　　不能搞错或遗忘患者的用药量和用药次数，护理员应做好每日服药记录，制作药品记录手册等。

药物管理

药物保管的注意点

● 避开阳光直射处，避开高温、高湿处（家电制品的旁边、厨房、浴室、车内等）。

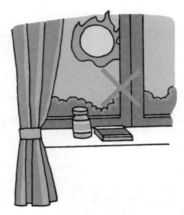

● 栓剂、糖浆、药水、滴眼液、滴鼻液等应置于阴凉处保管。

● 药水等附带的杯子因容易滋生细菌，使用后应洗净晾干保持清洁。

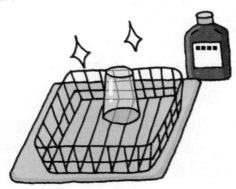

- 糖浆、药水等不可移入其他替代容器。
- 药物多出时应报告主治医生，要确认是否有漏服并再次核查药品种类及服药次数。
- 认知功能衰退的患者有可能会误服药物，因此要把药品保管在他拿不到的安全场所。
- 应定期检查药箱和保管场所，检查并整理药品是否在有效期内。

关于药方

院外的处方，一旦过了有效期限就有必要重开，因此患者在看病时要确认是否领了药。

在患者不便取药时，护理者可代替患者收下处方并取药，此类情况很重要的是护理者能准确叙述患者的身心状况。

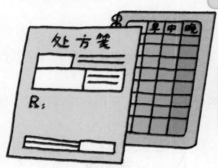

制作用药手册等，尽可能全盘了解处方的内容。

护理升级贴士

药物漏服会引起身体状况的恶化，护理者要花工夫防止患者漏服，比如用专门的药箱、制作服药时间表、把服用的药品归拢在一起等。

第7章　应急处理

意识障碍

● 对刺激做出不适当的反应等意识活动降低的状态。

失去意识时的应对

①呼喊患者的名字以确认有无意识。

②确保呼吸道畅通。

③确认有无呼吸及生命体征。

④休克状态（脉搏减慢，血压下降，脸色苍白，手脚冰冷等）时。

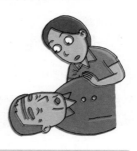

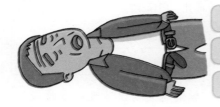

松开衣、裤
让患者仰卧，双腿稍分开
给身体保温

⑤有呕吐，发抖，颤抖时

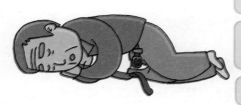

松开衣、裤
侧躺，右手屈肘上举，左手放在右手上，脸放在左手上
左腿稍屈搁在右腿的腿肚子上

★ 若没有呼吸，请做人工呼吸（第175页）。

主要原因

脑部疾病·脑血管障碍（脑梗塞、脑出血、蛛网膜下出血）、癫痫、一时性脑贫血发作。

心脏疾病·心肌梗塞、脉率不齐、哮喘。

其他疾病·高血压、糖尿病、肾病等。

I 未加刺激的觉醒状态	1. 意识基本清醒
	2. 认识障碍（时间、场所、识人）
	3. 无法说出自己的姓名或出生年月
II 经刺激后觉醒	10. 普通声音呼叫即可睁眼
	20. 大声呼叫并摇动身体才会睁眼
	30. 给予疼痛刺激并呼叫才勉强睁眼
III 施加刺激不能觉醒	100. 对疼痛刺激做出推开、排斥动作
	200. 对疼痛刺激稍有手、足反应并有皱眉表情
	300. 对疼痛刺激没有反应

★ 意识障碍评价方法之一，数值越大意识清醒程度越低。

护理升级贴士

呼叫救护车后，在等待时，护理者应尽可能迅速完成以下步骤：

①联络患者的家属、主治医生。

②准备好患者的健康档案、服用药品和服药记录等。

③救护车到达后，再次确认患者状态和送往的医院等。

呼吸停止

● 指处于没有呼吸的状态。

呼吸停止时的应对

① 确保呼吸道畅通。

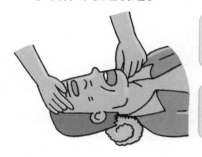

让患者仰卧，单手按住患者额头

用另一只手的中指和食指抬起患者下颌，同时将额头慢慢向下压

② 确认有无呼吸

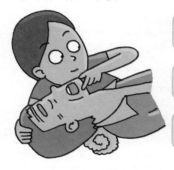

胸部是否上下在动?

能否听到呼吸声?

能否感觉到气息?

③ 如果没有呼吸的话用手帕或纱布覆盖患者口腔，用专用吹口等 防止感染的工具进行人工呼吸。捏住患者的鼻子，口对口吹气至胸部抬起。一次不成功，就重复第二次。

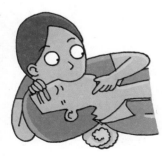

④实施③没有反应的话，应实行心脏按压术。

抢救流程

- 人一旦呼吸停止就无法给身体供氧，最终心脏停止工作（心脏停止3分钟后的死亡率约50%）。因此必须实行心脏按压术。

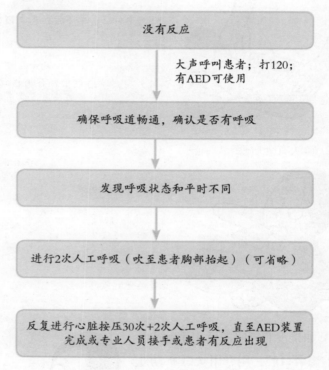

没有反应

大声呼叫患者；打120；有AED可使用

确保呼吸道畅通，确认是否有呼吸

发现呼吸状态和平时不同

进行2次人工呼吸（吹至患者胸部抬起）（可省略）

反复进行心脏按压30次+2次人工呼吸，直至AED装置完成或专业人员接手或患者有反应出现

护理升级贴士

吹气时不能让气体外漏，要用自己的嘴完全覆盖住患者的嘴。

心跳停止

● 心脏动作停止，血液就无法由心脏被送出。脸色变青变白，体表温度也会下降。

● 相对心肺复苏术，更应优先使用AED。

心跳骤停时的应对

①用拳头的小指一侧敲击胸骨（胸的中央、胸口的稍上部），以刺激心脏。同时立即叫救护车。

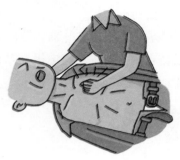

②如果没有反应出现，就双手叠放在胸骨上，伸直手臂从上方用体重压迫胸骨。压下4~5cm，然后松手。注意双手不要离开胸部。

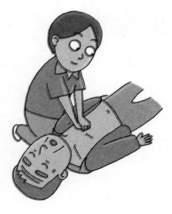

③按压胸骨30次后，做2次人工呼吸。不断重复，在确认患者反应的同时，以每分钟100次的频率实施这种心肺复苏术。

主要原因

● 主要原因是心肌梗塞等心脏病患，也有因反复休克及吸氧量不足、代谢障碍等原因而引起。

AED

● 是自动体外心脏除颤器。对心脏施予瞬间强大的电流以刺激心室律动恢复到正常状态。

● 要接受培训以掌握使用方法并确认器械放置于规定场所。

① 接通电源后按自动语音提示将电极黏贴在两处（右锁骨下的胸部和左侧胸部）。

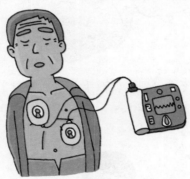

② 在器械提示音结束后，与患者保持一定距离后按下开始按钮。

护理升级贴士

　　按压胸骨的位置在胸口中央的稍上部分。通常会认为在左胸，实际上大致在中央部位。

出血

● 血管壁破裂，血液流出至血管外。

出血时的应对

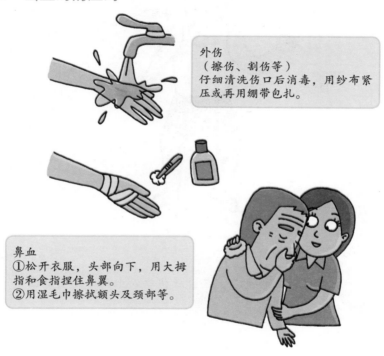

外伤
（擦伤、割伤等）
仔细清洗伤口后消毒，用纱布紧压或再用绷带包扎。

鼻血
①松开衣服，头部向下，用大拇指和食指捏住鼻翼。
②用湿毛巾擦拭额头及颈部等。

止血点在哪里

● 出血不止时，要紧压住伤口离心脏一侧最近的动脉。（止血点）

● 注意不要触碰到血液。

● 鼻子流血不止时，应考虑到是由疾病引起的，应送医院治疗。

179

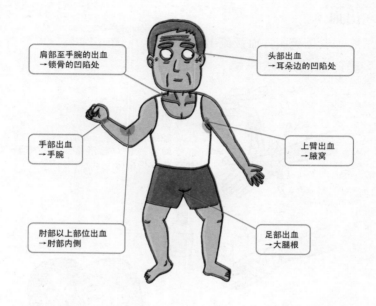

肩部至手腕的出血
→锁骨的凹陷处

头部出血
→耳朵边的凹陷处

手部出血
→手腕

上臂出血
→腋窝

肘部以上部位出血
→肘部内侧

足部出血
→大腿根

护理升级贴士

　　出现大出血的情况，应紧压伤口以止血并使伤口位置高于心脏。

误咽

● 口腔内的唾液、痰、食物等进入到气管中。

发生误咽时的应对

若①无效的话，按照②的顺序实施。

① 让患者大力咳嗽，若能看见口腔内的异物用手指取出。

② 让患者身体向前弯下，用手掌根在肩胛骨之间猛击几次。

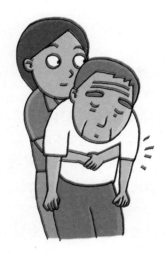

③ 从背后环抱住患者，一手握拳，将大拇指那一侧按压住剑突下的部位。另一只手捂按住握成拳头的手，两手急速向里向上方挤压。反复实施，直到异物吐出。（海姆立克急救法）

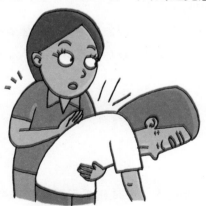

主要原因

- 高龄加上取食、咽下功能的下降。
- 以带有向后弯曲感的姿势或以下颌向前突出的姿势吃饭。

- 意识水平的低下。

预防手段

- 在饭前按摩唾液腺或慢慢多次咀嚼，可以增加唾液的分泌量。
- 进餐时尽量采用收紧下巴、身体向前弯的姿势。
- 要确认是否是一口、一口切实下咽了。
- 进餐时有不断地咳嗽发生时，存在异物窒息的可能，因此要想办法给食物浇上汁液或将食物打碎等，方便患者下咽。
- 认真执行日常口腔护理可以防止由误咽引起的误咽性肺炎。

注意点

- 要检查患者体温、血压、脉搏等是否异常，以此观察是否罹患误咽性肺炎。
- 在呼吸停止等紧急情况发生时，因为患者有可能陷入窒息状态，所以在取出异物后要继续实施人工呼吸或心肺复苏术。

护理升级贴士

如有吸引器的话，应使用吸引器取出异物。同时，一定要确认患者是否有呼吸。

呕吐

● 胃的内容物经由食道从口中吐出。也指胃受到异物、刺激物、毒物等刺激而吐出的防御反应。

发生呕吐时的应对

① 摩挲背部，让其吐出。

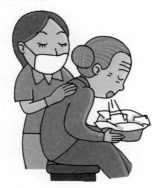

② 松开患者衣服，躺下，脸部侧向一边（准备好脸盆）。在无法控制住呕吐的情况下，为防止窒息要将全身横躺。

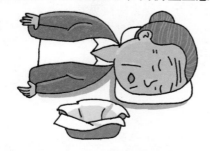

③ 情况稳定后让患者漱口并补充水分。

★对难以经由口腔补水的情况，应和医生商量采用点滴等手段。

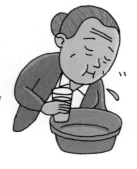

主要原因

- 急性胃炎、胃溃疡、十二指肠溃疡、胃癌、盲肠炎、肠道阻塞等胃肠疾病。
- 消化器官功能下降所引起的消化不良。
- 胰腺炎、偏头痛、美尼尔氏病、脑出血、脑部肿瘤等胃肠以外的疾病。
- 精神压力等心理上的问题。
- 病毒感染等食物中毒。
- 误吞了异物（假牙、鱼骨、栓剂类药物等）。

呕吐后的处理

- 呕吐后，呕吐物在附近放置会引起再次呕吐，因此要立即清理掉，进行漱口等口腔清洁工作。
- 患者症状各异，存在传染病的可能，因此在处理呕吐物时要戴手套、口罩，穿好围裙，防止呕吐物沾附在身上。
- 不要让呕吐物的气味蓄积，应马上通风换气。
- 如有反复呕吐的情况发生，要去医院就诊。

护理升级贴士

要记录呕吐的时间、是否有别的症状出现，另外也要记录呕吐物的颜色、形状、气味、内容等。

吐血/咯血

吐血·胃及食道等消化器官出血，从口中吐出。

咯血·气管、支气管、肺部等呼吸器官出血，从口中吐出。

吐血/咯血时的应对

①一旦吐血要摩挲患者背部，让其吐出。

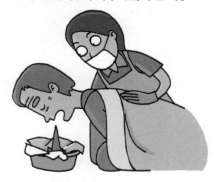

②松开患者衣服，盖上毯子让其横躺下（准备好脸盆）。确认口腔内没有异物。

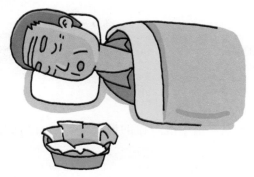

③让患者用水漱口并让他保持平静。

185

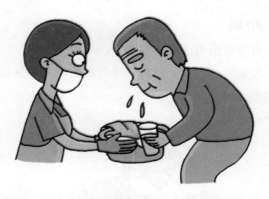

④尽早去医院就诊，告知医生吐出的血量及颜色。

主要原因

吐血
胃溃疡、十二指肠溃疡、食道静脉瘤等由多种消化器官的疾病而引起的消化器官损伤。

咯血
结核病、肺癌、支气管扩张等呼吸器官疾病。

区别的标准

吐血
血呈暗红色，混有食物残渣（外形类似于咖啡渣）。
伴随有呕吐现象。

咯血
血呈鲜艳的红色，与泡沫混在一起。伴随有咳嗽，也有的会出现呼吸困难。

注意点

- 平时发现在痰中混有血的情况等，就有可能是吐血、咯血的危险信号，应注意观察。

护理升级贴士

要确认吐血、咯血的时间及吐出物的状态并做记录。还要将吐出物置入密闭容器，送医院检查。

痉挛

● 肌肉不受意识主导而产生剧烈收缩。

● 大致分为全身性和局限于身体一部分肌肉的局部性痉挛。

痉挛时的应对

①为防止受伤应拿开周边的危险物品，保护患者身体和头部并确保呼吸道畅通。

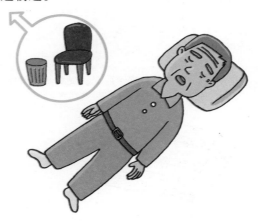

②松开患者衣服，为不让呕吐物堵住喉咙，要让患者横躺。调暗室内光照，营造安静的环境。

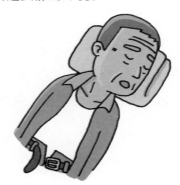

③感觉痉挛要连续发生的话应叫救护车。

主要原因

● 癫痫、脑血管障碍、头部外伤、脑部肿瘤、多发性硬化症、低血糖、药物中毒、血液缺氧等。

注意点

为缓解患者紧咬牙关而把一次性筷子或毛巾等塞入口腔的方法会导致窒息，应避免使用。

因有可能会诱发呕吐，所以不可强行掰开患者的嘴巴。

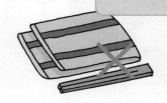

护理升级贴士

不要惊慌，要正确记录身体的哪个部分以怎样的方式痉挛，前后时间有多久，另外是否还有其他的症状发生等。并且要把记录报告给医生。

磕碰/扭伤/骨折

磕碰·因强烈打击出现带有软组织受伤的伤口。

扭伤·因受到超过可动范围的巨大外力，支撑关节的韧带等组织损伤。

骨折·骨头受到大于承受范围的外力折断或出现裂缝。

磕碰·扭伤·骨折时的应对

①在毛巾上放上冰袋或制冷剂等，给患部降温。

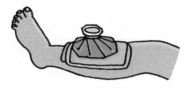

②固定并保持状态。

磕碰/扭伤·用冷的湿布或绷带等包扎。

骨折·用夹板、绷带、带子固定包扎。注意不要过紧。

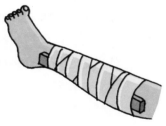

③有可能的话将患部置于高出心脏的位置。

④保持状态送医院。

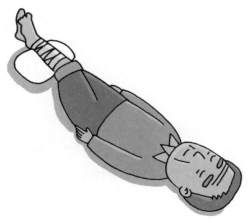

症状表现

- 磕碰·患部红肿，有热感。
- 扭伤·关节疼痛，肿起，有皮下出血等。重伤者可能会发生韧带断裂。
- 骨折·疼痛，变形，内出血，肿起，步行困难等。

骨折的种类：不完全骨折（骨裂）、单纯骨折（骨折部附近的皮肤没有损伤）、开放性骨折（皮肤有损伤，骨折部露出）、疲劳性骨折（长期受力引起的骨折）、压迫骨折（骨头受到强压引起，高龄人群脊椎受压部分容易骨折）等。

注意点

- 不可按摩患部，因为有可能会恶化病情。
- 在头部、腰部、背骨骨折时为了不损伤脊椎，不要随意移动伤者，应立即叫救护车。
- 外表看是扭伤或磕碰，实际也有可能是骨折，所以护理者不要自作判断而应尽快送医院治疗。
- 高龄人群多发因跌倒而导致扭伤或骨折，要注意完备居住环境并做好患者步行时的看护。

护理升级贴士

卧床不起或运动不足而引起的关节挛缩，在换尿布或移动位置时也会成为大腿骨骨折的原因，护理者要把握好患者的腿部可动范围，动作柔和地进行。

烫伤

- 由热量而产生的对皮肤的伤害。
- 高温是原因之一，此外，还有低温烫伤及因化学物质而引起的化学品烫伤。

烫伤时的应对

① 立即用流动水冷却受伤部位，直至痛感消失为止。

★ 遇到过于疼痛的情况，不要直接用流动水而应将患处浸入装满水的脸盆里。

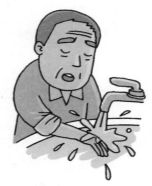

② 若是轻伤，可用干净纱布覆盖。

★ 因有可能会感染，所以不要弄破水疱。

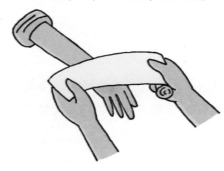

主要原因

- 热水、做菜时的火及做菜的油等。
- 汤婆子、电脚炉、电热毯、取暖贴等（低温烫伤）。
- 酱汤等热的食物（口腔内烫伤）。
- 清洗剂（强硫酸+盐酸）等的使用不当（化学烫伤）。

症状的程度

疱度	皮肤变红，有刺痛感。
疱度	出现水疱，有强烈疼痛及热感，表面有腐烂。
疱度	皮肤变白或变黑，基本无疼痛感。

预防措施

- 帮助进食时，要注意冷却到一定温度才可将食物放入患者口中（口腔内烫伤）。
- 取暖贴不要直接贴在皮肤上（低温烫伤）。
- 电脚炉及汤婆子一定要用毛巾等包裹，在确认了温度后才可使用（低温烫伤）。
- 电热毯等加温后要切断电源（低温烫伤）。

护理升级贴士

　　手和脚的关节部分生出瘢痕瘤后，会连带引起关节僵硬，从而导致运动障碍。所以，即便是轻度烫伤，也要去医院就诊。

附录

一、辅助用具

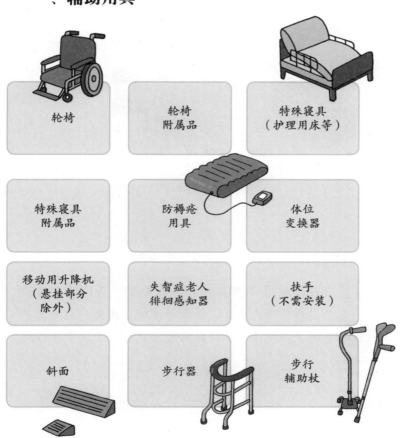

轮椅	轮椅附属品	特殊寝具（护理用床等）
特殊寝具附属品	防褥疮用具	体位变换器
移动用升降机（悬挂部分除外）	失智症老人徘徊感知器	扶手（不需安装）
斜面	步行器	步行辅助杖

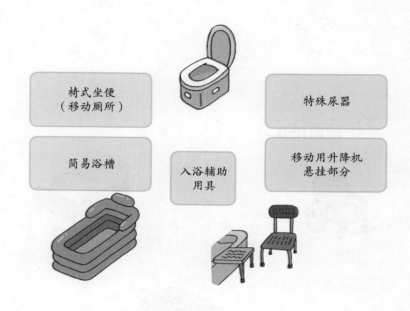

椅式坐便
（移动厕所）

特殊尿器

简易浴槽

入浴辅助
用具

移动用升降机
悬挂部分

走近护理

　　每个辅助用具都有各种各样的类型，若选择方法错误，容易引起摔倒、跌落、骨折等事故。因此，应考虑护理需求者的生活能力发挥情况和生活环境后，再选择辅助用具。

二、护理工作人员能做及不能做的事

医疗用具使用及身体相关方面能做的事

用水银体温计或电子体温计测量腋窝、外耳道的温度。

用自动血压计测量血压。

吸痰
口腔内、鼻腔内（直到咽喉处）及气管导管内部的痰的吸引。

胃造瘘
安全管理、实施准备、记录、整理。

消化道造口
气门袋里积存的排泄物的排除。

实施之前，需要有充分的培训。

胃造瘘的状态，经鼻经管、营养导管插入状态等的确认，由护理人员进行。

消化道造口是不可取代的。

医疗用具使用及身体相关方面不能做的事

用水银血压计测定血压。

口腔内发红、口腔炎、严重牙周病的处理等。

耳垢栓塞的消除。

为患有糖尿病、甲周炎、甲变形的人修剪指甲。

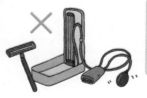

刮胡须时使用T形剃刀。也可使用电动剃须刀。

药物使用方面能做的事

将同时服用的多种药物整理成一个小包。

"一包化"内服药的用药指南。

接触皮肤的软膏的涂敷。

消除褥疮。

滴眼液的滴入，点鼻剂的使用。

敷用接触皮肤的湿布。

直肠栓剂的插入、洗肠。

● 上述内容，适用于状态稳定、没有副作用的危险和没有必要调整用药量的护理需求者。但是，要接受医师、牙科医师、看护师等的充分指导。

走近护理

　　充分把握护理工作人员能够做的事及不能做的事是十分重要的。这样，在接到超过业务范围的帮助需求时，能够避免工作人员不经自己判断，而总是与医疗工作人员、护理管理者或机构责任人进行商讨的情况。

三、护理现场经常使用的省略语

A~Z	ADL	日常生活行为
	CW	护师（有资格证书），护理工作者
	IVH	中心静脉营养法
	M	（急性）心肌梗塞
	MRSA	耐甲氧西林金黄色葡萄球菌
	MSW	医疗社会工作者
	ORT	视力训练师
	OT	作业疗法师
	PEG	胃造瘘
	PEM	低营养状态
	PHN	保健师
	PSW	精神保健工作师
	PT	理学疗法师
	QOL	生活质量
	ROM	关节活动度
	ST	语言听觉师
	VF	心室颤动
	WOC	创伤、造瘘、失禁看护

四、检查基准值

检查项目	主要内容	基准值	过高的原因	过低的原因	高龄者的特征
WBC (白血球数)	是否有感染	3500~8000/μL	炎症、白血病等	药物副作用等	
RBC (红血球数)	是否有贫血	男：427万~570万/μL 女：370万~500万/μL	多血症、脱水状态等	贫血等	男女相同 ↓
Hb (红血蛋白)		男：13.5~17.6g/dL 女：11.5~15.2g/dL			
Ht (红细胞比积)		男：39%~50% 女：36%~45%			
PLT (血小板数)	出血时的止血作用	15万~35万/μL	炎症、白血病等	紫斑病、白血病、肝硬化等	
TP(总蛋白)	营养状态、健康状态	6.7~8.1g/dL	脱水、慢性炎症等	肝硬化、营养不良等	男女相同 ↓
Alb(蛋白)	营养状态	4.0~5.0g/dL			

续表

检查项目	主要内容	基准值	过高的原因	过低的原因	高龄者的特征
AST(GOT)	肝脏、心脏、肌肉等的状态	10~40U/L	肝炎等		男女相同↑
ALT(GPT)	肝脏的状态	5~40U/L			
γ–GT (γ–GTP)	肝脏/胆道系统的状态	男：70U/L以下 女：30U/L以下	酒精肝等		
CRP(C反应性蛋白)	炎症的程度	0.2mg/dL以下	炎症、细菌感染等		
BUN(尿素氮)	肾功能的状态	7~19mg/dL	脱水、肾炎等		男女相同↑
Cr(肌酐)		男：0.6~1.2mg/dL 女：0.5~0.9mg/dL	肾障碍等		
UA(尿酸)	是否痛风等	男：4.0~8.0mg/dL 女：2.7~6.0mg/dL	痛风等		

★基准值随个人健康状况、检查方法不同而不同，只用作定位参考。

续表

检查项目	主要内容	基准值	过高的原因	过低的原因	高龄者的特征
TG (中性脂肪)	高数值是动脉硬化的危险因子	50~149mg/dL	高血脂病、糖尿病等		男女相同↑
Tcho (总胆固醇)	动脉硬化的指标	150~219mg/dL		肝脏疾病、营养不良等	
HDL胆固醇	低数值是动脉硬化的危险因子	男：40~65 mg/dL 女：40~80mg/dL		冠动脉硬化症、脑梗塞、肥胖等	男性↓
LDL胆固醇	高数值是动脉硬化的危险因子	70~139mg/dL	高血脂病、糖尿病等		
Na（Natrium）	电解质平衡的指标	139~149mmol/L	脱水、肾功能不全等	脱水、肾功能不全等	男女相同↑
K（Kalium）		3.5~4.8mmol/L			
Cl（Chlorine）		101~111mmol/L			
HbA1c	糖尿病诊断、血糖值的指标	4.3%~5.8%	糖尿病		

续表

检查 项目	主要 内容	基准值	过高的 原因	过低的 原因	高龄者的 特征
空腹时血糖值	血液中的 葡萄糖浓 度	65~109mg/dL	高血糖	低血糖	
饭后血糖值 （2小时后）		70~139mg/dL			
SpO/SaOz (饱和度)	氧饱和度	95%~98%		呼吸功能 不全、心 脏功能不 全、支气 管病等	
BP(血压)	血液压迫 血管壁的 强度	诊疗室血压： 140/90mmHg以 下；家庭血压： 135/85mmHg以 下	高血压 症	低血压症	
BMI(肥胖指数)	体格指数 （体重 /身高/身 高）	18.5以下，体重 低；18.5~25.0, 普通体重；25.0以 上，肥胖	肥胖	瘦弱	

★ 单位的读法：μL=微升，g/dL=克/分升，U/L=单位/升，mg/dL=毫克/分升，mmol/L=毫摩尔/升，mmHg=毫米汞柱。

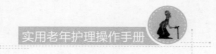

五、人体骨骼图

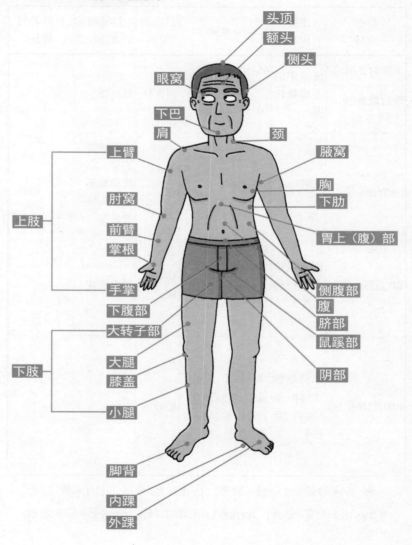

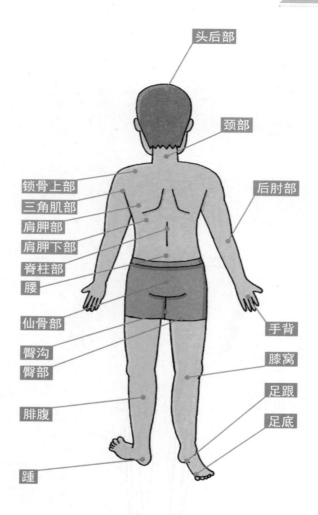

头后部

颈部

锁骨上部

三角肌部

肩胛部

肩胛下部

脊柱部

腰

仙骨部

臀沟

臀部

腓腹

踵

后肘部

手背

膝窝

足跟

足底

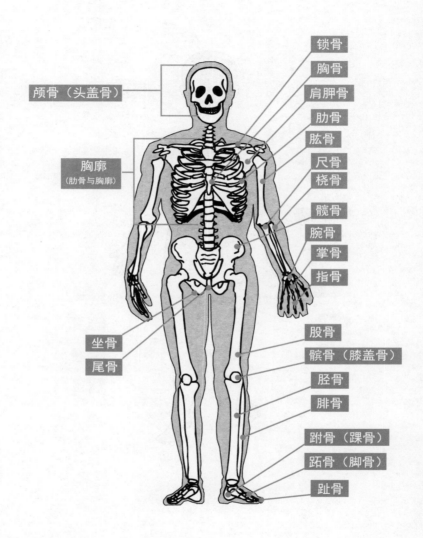

颅骨（头盖骨）

胸廓
（肋骨与胸廓）

坐骨

尾骨

锁骨

胸骨

肩胛骨

肋骨

肱骨

尺骨

桡骨

髋骨

腕骨

掌骨

指骨

股骨

髌骨（膝盖骨）

胫骨

腓骨

跗骨（踝骨）

跖骨（脚骨）

趾骨

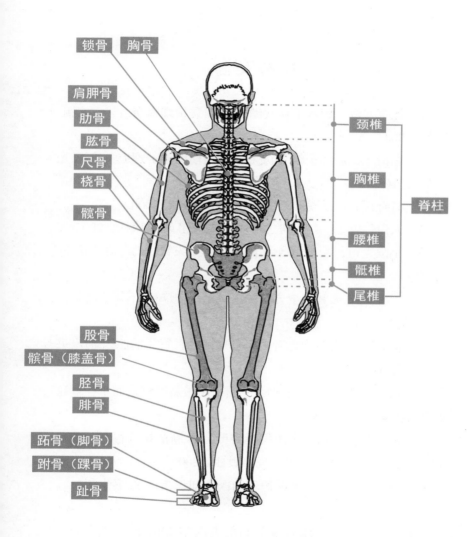

锁骨　胸骨

肩胛骨

肋骨

肱骨

尺骨

桡骨

髋骨

颈椎

胸椎

腰椎

骶椎

尾椎

脊柱

股骨

髌骨（膝盖骨）

胫骨

腓骨

跖骨（脚骨）

跗骨（踝骨）

趾骨

参考文献

1．江草安彦，冈本千秋共编.新版口袋护理指南.中央法规出版社，2008.

2．堀清记，堀和子编著.安心护理指南图解护理应急笔记.光之都，2010.

3．高野喜酒雄.家庭助手指南.新星出版社，2000.

4．大田仁史，三好春树主编.实用护理事典.讲谈社，2005.

5．小阪宪司，羽田野政治.路易小体型失智症的护理指南.医药出版社，2010.

6．三宅贵夫.失智症全方位图解 教给你想知道不知道的事.医药出版社，2011.

7．加藤伸司.失智症患者"不可理解的"行为的原因.河出书房新社，2005.

8．长谷川和夫.了解失智症的入门书 最新医疗及简单护理秘诀.中央法规出版，2006.

9．护理福利师培养讲座编辑委员会编.新版护理福利师培养讲座12失智症的理解. 中央法规出版社，2009.

10．高濑义昌主编.早退护理的医学知识指南.红枣出版社，2010.

11．三宅贵夫.尚未普及的高龄者医学常识.日总研出版，2006.

12．平野赖子主编.生命体征测定、整容及其他行为的知识和程序.日本医疗规划，2010.

13．藤泽节子.零基础学护理系列 护理者应该了解的药物功能及用法．中央法规出版社，2010.

14．西村美智代，板垣晃之.应该知道的新家庭护理用药.日本医疗规划，2008.

15．宫原伸二编著.福利医疗用语词典.创元社，2006.

16．大西健二.福利片假名用语词典．创元社，2006.

17．奥田弓子等.图解护理的基础知识.池田书店，2006.

18.朴顺子，尚少梅主编.老年人实用护理技能手册.北京大学医学出版社，2011.

19．施永兴主编.老年护理医院实用手册.上海科学普及出版社，2001.

20.王海霞主编.老年护理．同济大学出版社，2012.

21.胡秀英主编.老年护理手册.科学出版社,2011.

22.王秀华主编.老年护理学学习指导.中南大学出版社，2009.

23.王珏辉等主编.老年护理技术.华中科技大学出版社，2010.